PRATIQVE
EXCELLENTE
ENSEIGNANT REMEDES

tres-exquis & proffitables, pour guerir
les Cheuaux de toutes maladies oc cur-
rentes, iceux purger de leurs humeurs
up esflues, engraisser, entretenir sains,
faire viure, & seruir longuement.

*De nouueau reueu & augmenté d'vn Compen-
dium de toutes les maladies auec les remedes.*

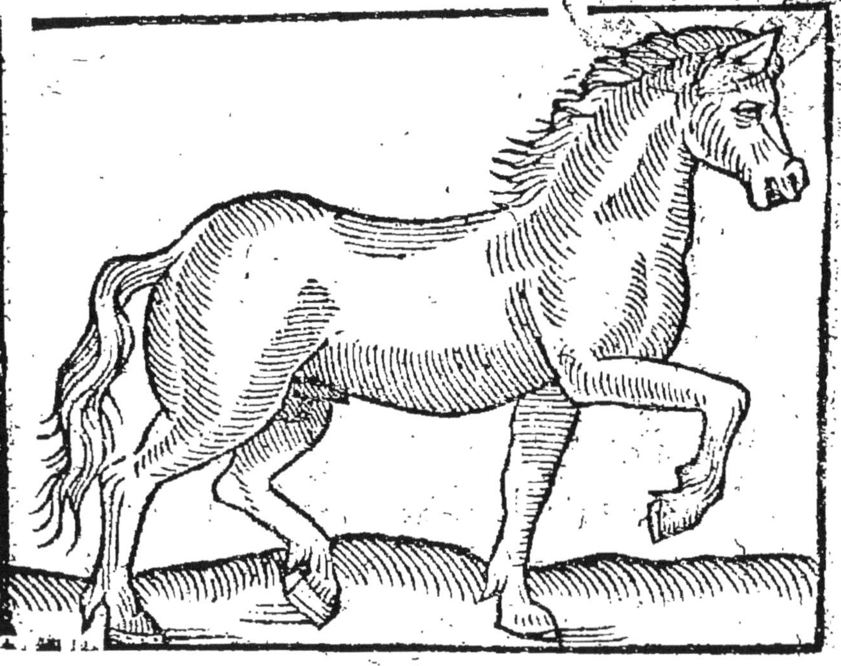

A LYON,

Chez PIERRE RIGAVD ruë Merciere
au coing de ruë Ferrandiere.

1612

L'IMPRIMEVR AVX
benins Lecteurs, Salut.

E soin qui doit plus presser vne bonne pensée, est celuy qui tire l'homme au bien public, pour lequel les anciens Romains n'ont point craint de voüer & offrir leurs ames aux perils plus redoutables. Ainsi les plus illustres suiuans l'instruict de leur magnanimité (peculiere à ceste nation entre toutes autres) ont en leur endroit rendu tel denoir à ce bien & profit public, qu'ils l'ont preferé à leurs vies. Ceste mesme magnanimité a poussé les Grecs à plusieurs Attes memorables tant en l'art & discipline militaire, que publications de leurs vielles & estudes recommandables. En cela aussi ne se trouue auoir defailli nostre France,

A 2

*mere de tant de feconds efprits, qui fe
reputent heureux de ne deuoir rien en
perfection de loüange & dexterité
quelconque aux nations eftranges. Car
elle refplendit auiourd'huy tant vale-
reufe en la dexterité des armes, exper-
tes en tous arts & fciences, qu'elle fe
peut encor adioufter ornement à la pro-
fonde exaction, curieux & fubtil re-
cherchement des chofes aufquelles les
anciens n'auoyent peu attaindre. De
forte qu'il me femble que Dieu l'aye
voulu fauorifer iufques là, de la rendre
accomplie, à fin que par elle toutes dif-
ficultez & fciences fuffent efclarcies,
& les mefmes fciences reftituees en leur
nayue beauté & fplendeur. De raconter
par le menu les Autheurs illuftres qui
meritent bien en ceft endroit d'eftre ra-
menteuz, noftre difcours ne le peut
fouffrir, mais cecy feruira à toute nation de tefmoignage, pour manifefter
l'honnorable & vertueux defir de nos
Fran*

François, à la recommandation & faueur
de toutes sciences.

Dauantage, ce bien a' esté fauorisé
des cieux, que n'estant les vertueux es-
prits retifs à produire leurs illustres
conceptions, encor les Imprimeurs & Li-
braires (sans la main desquels toutes escri-
tures, pour dignité qu' elle eust, demouroit
silente & muette) n'ont manqué en office
& curiosité: de sorte que chacun professeur
de Typographie à qui mieux mieux, atta-
ché tousiours de seruir à ce bien public.
Parquoy me voyant appellé à c'est estat,
& aiguillonné de la mesme pointure qui
peut pousser vn bon cœur, ie n'ay espargné
deuoir quelconque à publier tous liures
que i'ay peu recouurer, conuenable à l'vtilité publique. Et encor depuis peu de
temps, m'estant tombée és mains vne Pratique de medeciner les cheuaux de toutes
les maladies occurrente: enseignant aussi
le moyen d'entretenir en santé, & faire
viure longuement les cheuaux, & iceux

engraisser & purger de leurs humeurs superflues (œuure, recommandable & fort
vtile, tiree de l'Escurie du Roy noſtre Sire) ie n'ay voulu differer ny eſpargner aucuns frais à l'expoſer à l'vtilité commune: aſſeuré que toute illuſtre & noble per-
ſonne, & autre auſſi d'inferieure conditiõ
y prendra plaiſir & profit enſemble. Et à
la verité ſi telle Pratique euſt eſté bien co-
gneuë & exercee de pluſieurs Gentils-
hommes & autres, quelquesfois ils n'euſſet
eſprouué le regret de perdre vne bonne
monture. Dont ceſte Pratique excellente:
& digne de tout homme de bon iugement
ſe preſente à vos yeux (benins Lecteurs)
laquelle, encor que petite, ſe promet aſſeu-
rance du bon recueil, parce que (nonobſtant
ſa petiteſſe) elle ſe fait forte de porter vn
fruict copieux & abondant, cueilly des
plus excellens Eſcuyers de la maieſté Ro-
yale, & contient les remedes plus exquis,
que l'induſtrie humaine ait peu arracher
des cabinets de nature, pour la gueriſon

&

& entretien des beſtes chevalines. De ce
preſent (benins Lecteurs) s'il vous plaiſt
nous ſcaurez gré, qui excitera noſtre dili-
gence favoriſee d'vn ſi gratieux accueil,
à vous offrir autres œuures aggreables,
& convenables à l'vtilité publique.
A Dieu.

A 4

TABLE DE CE
préfent liure.

Pour

Fin de la table de ce pre-
ſent liure.

PRA

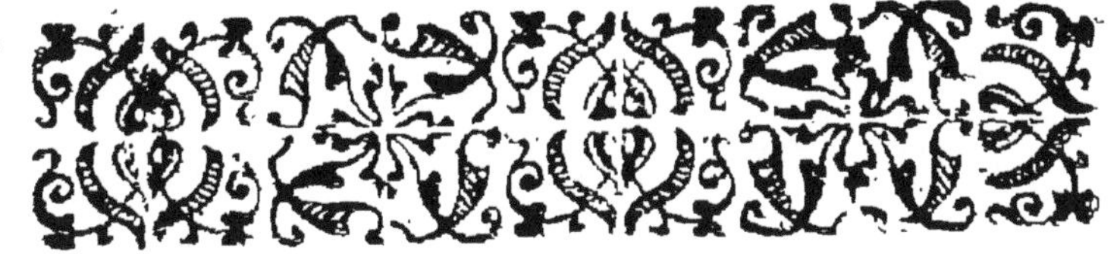

PRATIQVE EXCEL-

LENTE, ENSEIGNANT
remedes tres-requis & profitables:
pour guerir les cheuaux de toutes
maladies occurrentes, iceux purger de leurs humeurs superflues,
engraisser, entretenir sains, & faire viure & seruir longuement.

Pour coup donné, ouuerture faicte à vn
cheual, autour d'iceluy.

CHAP. I.

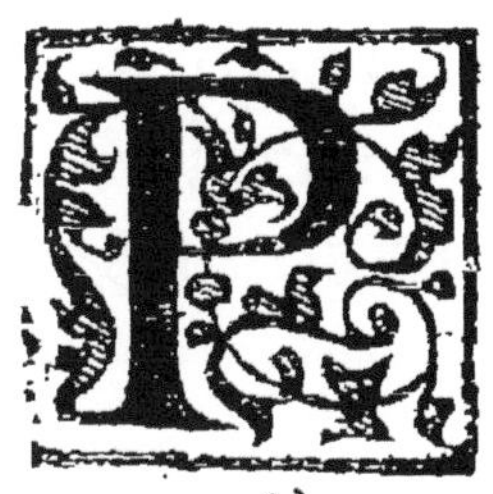Our coup donné à l'œil
d'vn cheual, qui se soit
heurté, s'il n'y a playe
ou sang. Lauez luy les
yeux d'eau claire, froide, venant du
puis

puits , prenez gomme de de Lierre,
autrement dit Cumin , demie once
& en faites poudre. Apres prenez,
d'vne herbe appellee Esclaire, autrement Celidoine , trois poignees , &
en faites ius , dans lequel ius vous
mettrez & incorporez ladicte poudre de gomme : puis auec vne plume
d'oye luy en mettrez dedans les yeux
& luy frottez l'œil deux ou trois fois
le iour , & tant que besoin sera. Et
pour oster la concussion d'iceluy
coup , l'on prendra cire neuue trois
onces , & poudre de Cumin demie
once, & de poudre faite d'herbe d'Ai-
gremonie demie once : mesleé & incorporez le tout ensemble, & en faites oignement, duquel en mettrez sur
du cuir rouge, en façon de cataplasme ou emplastre , laquelle tiendrez
tant que sera besoin sur ledit coup, &
concussion.

Pour

Pour engraisser cheuaux.

CHAP. II.

PRemierement pour oster le gros phlegmes de sang corrompu, & morfondement que les cheuaux & bestes cheualines ont dedans le corps, qui sont cause & motifs de les faire deuenir maigres, pource que tant qu'ils les ont dedans le corps, ils ne peuuent profiter ne amender. Baillez leur du son de froment, fait & cuit en la forme & maniere que s'ensuit. Prenez vn plein chauderon d'eau au matin à quatre heures, & en faites bouillir, & ainsi que ladicte eau bouillira, prenez pour deux liards de son ou de bren de froment, & le iettez dedans ladicte eau ainsi bouillante, & l'y laissez dedans par l'espace de demy quart d'heure : puis ostez ledit son dudit chauderon, & le baillez & presentez audit cheual

au

au matin auant qu'il soit estrillé, &
ce pour le luy faire manger, le plus
chaud que l'on pourra:& de l'eau où
ledit son aura bouilly, lon abbreue-
ra ledit cheual quand heure sera le
tenant en lieu & estable chaud, &
bien couuer mesmement si c'est en
Hyuer.Et si c'est en esté, estable mo-
derément chaud, & au soir baillez
luy auecques son auoine la grosseur
d'vn œuf de la poudre cy apres de-
clairee & continuez de ce faire par
l'espace de trois ou quatre, ou six ou
huict iours : & selon que lon verra
que besoin sera. Car ledit son sera
preparatif de cesdites grosses humeurs & corruptions, qui pourroyent estre au corps dudit cheual,
& les mollifiera & preparera: dont
sera cause que plus facilement ladicte
poudre cy apres declaree, arrachera,
& tirera, & sera plus grosse opera-
tion a oster les dessudites mauuaises
hu

humeurs : laquelle poudre se fera comme sensuit.

Prenez poudre de Cumin, Senegré Sileris montani , ou Siseleos noix muscade , cloux de giroufle, gingembre, graine de lin , de chacune deux onces soulfre vif , six onces, faites de tout de poudre , de laquelle vous en baillerez , comme dit est tous les soirs auec son auoine , apres qu'elle aura esté bien nettoyee , tenant ledit cheual ou beste cheualine tousiours chaudement & bien couuert, en bonne estable , & mediocrement chaudes comme dit est.

Puis pour l'engraisser , quand il viendra de boire , apres que luy aurez bien auallé le poil, frotté sous le ventre , & l'auoir couuer de sa couuerture, baillez luy vne ioinctee de froment deuant luy. Et apres quand luy baillerez son auoine, baillez luy auec sadicte auoine deux poignees &

ioin

ioinctees de graines d'ortie, durant
sept ou huict iours, le nourrissant
au reste de bon foin & auoine : & le
pensant & traittant bien.

Pour morfondure.

CHAP. III.

POur morfondure, notez qu'il y
faut faire ce que dit est en l'article precedent: où il parle pour faire
vuider les grosses humeurs, corruptions, & morfondement du corps
dudit cheual, & faire le contenu iusques à ce qu'il parle de luy bailler
graine d'ortie pour engraisser: car
pour oster ledit morfondement, ledit
son & poudre y sont tref bons &
propices, en les leur baillant
aux quartiers, heures, fa-
çons & manieres
comme dit
est.

Pour

Pour la toux.

CHAP. LIII.

POur cheual qui a la toux, ce sera tresbien fait de luy bailler dudit son & poudre, à cause qu'ils feront vuider & euacuer par le fondement audit cheual plusieurs cas qu'il a dedans les membres interieurs, qui sont cause de ladite toux. Et apres que l'on verra qu'il sera purgé dedans le corps l'on luy fera de l'eau blanche assez chaude, pour luy faire boire. Mais auant il faut auoir vn baston, du gros d'vn poulce, & plus long d'vn pied, enueloppé d'vn drap pers, en trois ou quatre doubles, & le faire en façon de baillon ou baillot de bois:lequel on frottera tres-bien d'huille laurin. Puis on mettra ledit bastô ou baillot ainsi enueloppé de drap, frotté, dudit huile laurin, en la gueule dudit che-

B

ual , comme si c'estoit vne bride
ou mord & sera lié à vne corde par
dessus les oreilles , en façon de bride
auec laquelle on fera boire ledit che-
ual.Et quand il aura beu , on luy lair-
ra marcher le dit mord, afin qu'il tire
la substance dudit huille laurin. Puis
quand il aura beu , & luy voudrez
bailler son auoigne,mettez,& meslez
auec ladite auoigne la grosseur d'vn
œuf de la poudre qui sensuit; Prenez
graine de Fenoil quatre onces,graine
de Senegré deux onces, Cardamoni
vne once , & faites de tout poudre,
non trop desliee , à fin qu'il ne la
souffle en mangeant son auoine : &
le tenez bien couuert,& en bon estable chaud,partant de temps que besoin sera.

Pour

Pour les morues.

CHAP. V.

POur cheual mourueux, prenez
vn baston & l'énueloppez de
drappeau, & le frottés fort de fauon-
noir : apres mettez luy au narines
affes auāt, deux ou trois fois le iour.
Autrement, prenez grainds d'vne
herbe appellee Pardo acenta, & luy
en donnez au foir deux ioinctees à
manger auec fon auoine.

Pour gourme.

CHAP. VI.

POur cheual qui a la gourme, prenez huille Laurin oignement
d'autre oignement de Agrippe, autant d'vn que d'autre, & meflez tout
enfemble, & frottez tous les foirs la.

B 2

gourme dudit cheual : puis l'enue-
loppés d'vne peau de mouton à tout
la laine & ceste medecine est meilleure à faire en Hyuer qu'en Esté,
pource que les oignemens sont trop
chauds. Et en Esté au lieu d'iceux
oignemens chauds, l'on prendra
d'autre oignement deux onces, trois
oignons de lys cuit, leuain de seigle
six onces, sein viel, ysope humide demie once, & de tout en faire oignement, duquel on luy mettra vn emplastre ou autre cataplasme sous
la gorge, auec de laine surge, ou bien
vne peau de mouton auec la laine
surge. Pandant iceluy temps l'on luy
peut souffler aux naseaux vne fois
ou deux le iour, la grosseur d'vne
noix de poudre faire d'Euforbe, &
d'Elebore noir, autant de l'vn que de
l'autre, ou bien luy mettre auec vne
plume, ayant l'empanon dedans les
naseaux, d'huile Lautin en quantité

tiré suffisante:lesquels poudre & huile laurain seront cause de luy bié faire ietter partie des humeurs d'icelle
gourme par les naseaux:en leur baillant en la forme & maniere que dit
est.

Pour Auiues.

CHAP. VII.

POur guerir cheuaux, quãd ils ont
auiues,prenés fiant d'hóme chaudement,& la mettez auec vne pinte
de vin blãc,puis le faites boire audit
cheual & aualler par vne corne:apres
montez sur le cheual qui à les auiues,& le trottez & galoppez fort par
l'espace de deux ou de trois heures.
Puis le mettez à l'establc, & le couurez tres-bien, & ne luy baillez à
mãger de deux ou trois heures apres,

laiſſez le ronger ſon frain abbatez ſa
litiere ſous luy pour le faire piſſer:ce
faiſant le cheual guerira.　Ou bien ſi
l'on n'a loiſir de le tant tenir à l'eſtable, & incontinant　apres luy auoir
baillé ledit breuuage.　Le faut belle-
mét cheuauch er le pas,trois,ou quatre heures, ou cinq ou ſix lieuës : en
l'arreſt par pluſieurs fois par le chemin, & le ſemonnant de piſſer & de
fianter:ce faiſant auant que le cheual
aye fait leſdites ſix lieuës il ſera guery , & aura bon appetit & vouloir de
manger. Autrement, prenez poudre
de Siler montanum vne once, Tro-
ciſcar demie oncē, de poudre de Cumin, ou d'Anys, de chaſcune demie
once: mettez le tout enſemble, auec
vne peinte de vin blāc, puis luy faites
aualler auec vne corne.　Et apres le
faut promener le pas vne heure ou
deux,en le laiſſant & ſemonnant par
pluſieurs fois de piſſer & fiāter:& ne
luy

luy baillerez à manger de trois ou
quatre heures apres. Il sera tresbon
pandant iceluy temps de luy souffler
aux naseaux de la poudre d'Euforbe
& de Helebore noir, ou bien luy
mettez auec vne plume, comme est
dit cy deuant, huille Laurin, pour
luy faire euacuer par les naseaux partie du mal.

Pour farcin.
CHAP. VIII.

PRenez son de froment fait &
preparé comme cy deuât est dit
au chapitre où il parle dengraisser
cheuaux, & le luy baillez au matin
à cinq heures pour le plus tard, &
auant qu'il soit estrillé, & luy faites manger le plus chaud qu'il pourra, quand aurez ainsi continué par
l'espace de trois iours à faire manger

audit cheual dudit son, vous le ferez
saigner de la veine du col, & en ferez
extraction de sang assez suffisam-
ment. Et le iour que luy ferez ladite
extraction, ne luy baillez du foin , &
ne l'abreuez, ny baillez à manger de
quatre heures apres que l'aurez saigné. Deux iours apres recommence-
rez à luy bailler dudit son par six
iours, en luy baillant à chacun iour
qu'on luy baillera ledit son auec son
auoine tous les soirs , la grosseur
d'vn œuf de la poudre qui s'ensuit.

Prenez Cumin, graine de Lin, Fe-
nugrec, & Sileris montani, de chacun deux onces , souffre vif quatre
onces, & de tout celà ferez poudre,
de laquelle vous baillerez audit cheual, comme dit est, auec sa dite auoine par l'espace de cinq ou six iours,
lesquels six iours passez , vous prendrez de la racine d'vne herbe nommee Ceterac, & de la racine d'vne

herbe

herbe nommee bouillon blanc, autrement appellé Tapsus barbarus,
de la racine & herbe de Valeriane, de
la racine appellee Lappacion , ou
Parelle, de chacune autant d'vne
que d'autre:& les couperez bien menues le plus que vous pourrez, &
meslerez le tout ensemble : desquelles baillerez audit cheual la quantité
d'vne poignee,& à chacune fois que
luy baillerez son auoine, ou bien
sans son auoine, si lon voit qu'il la
vueille manger sans ladite auoine:
& le iour que luy baillerez dèsdites
racines, ne luy baillez pas de la
poudre dessusdite. Et apres lesdits six
iours que luy aurez baillé lesdites racines auec sadite auoine, faites le saigner de la veine du col , de laquelle
on tirera bien peu de sang, & ne luy
baillerez à boire ny à manger de
quatre heures apres l'auoir saigné, &
ne luy baillerez le iour de ladite saig-

B 5

gnee auec ſadité auoine, ne autrement, leſdites poudres ny racines.
Apres leſquelles ſaignees, pour la ſe-
conde fois, par leſpace de ſix iours, le
nourrirez tres bien, luy baillant bon
foin & bonne auoine : & le tiendrez
touſiours chaudement, en luy baillant auec ladite auoine, durant les
ſix iours vne fois le ſoir deſdites racines,& vn autre fois de la dite poudre
leſdits ſix iours paſſez.Et iceluy paſſez,on recommencera à luy bailler a-
uec ſadite auoine, de deux iours en
deux iours leſdites poudres & racines, en continuant ainſi faire durant
ſix iours. Et leſdits ſix iours derniers
paſſez, ne luy baillez plus de poudre
ny de racine : mais le nourriſſez bien
de foin & de bóne auoine.En faiſát
les choſes ſuſdites, le cheual guerira
dudit farcin, & ne luy en demeurera
dedans le corps la groſſeur d'vn cul
d'eſpingle : & s'il y a broutós dehors
                              aux

aux couillons ou autre partie se rom-
pront, se purifieront, nettoyeront &
se secherôt, pource que la cause mo-
tiue & principale dudit farcin qui est
dedans le corps sera ostee.

Pour tranchaisons.

CHAP. IX.

POur Cheual qui à tranchaisons,
prenés vne poignee de l'herbe appellee Quintefeuille, ou Pentaphi-
lon,& la broyez fort , & destrempez
la d'eau tiede , & la donnez à boire
audit cheual. Autrement,on luy baillera le breuuage fait de poudre de
Sileris montani, De Aquare de Cumin,& de Anis, donc cy deuant est
fait mention au deuxieme article, ou
il parle des auiues. Autrement, prenez vne once danis en poudre,& autant de poudre de Cumin, & prenez
le tout

le tout enfemble, puis detrempez le
auec vne pinte de vin, & le faites boire audit cheual, puis le prenez & le
trottez fort. Autrement prenez vne
once de Simigrec, vne once de Cumin, & prenez le tout enfemble, &
puis deftrempez-le auec vne pinte de
vin, & le faites boire audit cheual, &
le frottez fort.

Pour cheual qui à tranchaifons.

CHAP. X.

PRenez vne once d'Arquequamis
& en faites ius, & le deftrempez
auec vne pinte de vin blanc, & le faites boire audit cheual, apres le pro-
menez. Autrement prenez vne tefte
& demie d'aux, & le broye à tout l'efcorce, & le deftrempez auec d'huile
d'oliue, & en faites en maniere d'onguent: & en frottez les membres &
les

les coüilles audit cheual,& tantoft il piſſera.

Pour cheual qui eſt pouſſif.
CHAP. XI.

POur le cheual pouſſif,, prenez en temps de vendãges deux ou trois ſeau de mouſt en quelquevaiſſeau,& quãd voſtre cheual aura ieuſné deux ou trois fois de boire d'eau , donnés luy à boire dudit mouſt tant qu'il en pourra boire , & qu'il ſemble qu'il puiſſe creuer. Puis allez-le fort che-uaucher aux champs, tantoſt apres qu'il aura beu, il vuidera ce qu'il aura au corps. Et quand vous verrez qu'il ne vuidera, plus, ramenez-le en l'eſtable & le nourriſſez bien , ne luy donnes guere de foin, mais de paille de froment, & le foin , que luy don-nerez mõillés le. Autrement, pour cheual qui à courte haleine & eſt en

danger

danger de venir pouſſif ſi on ny
mettoit remede.

Prenez poudre de rigalice trois
onces, d'yſſope ſeche trois onces, de
poudre d'vne racine d'herbe appellee Enula cápana trois onces, de poudre Sileris môtani, autremét appellee
Siſeleos trois onces, & autant de
poudre de gingembre meſlés & incorporés le tout enſemble, & en faites poudres, de laquelle vous pren-
drés la groſſeur d'vn œuf, & la baillez auec l'auoine du cheual à chacune fois que luy baillerés : & continuez tant que verrez qu'il ſera be-
ſoing & neceſſaire: car la poudre deſ-
ſuſdite eſt fort excellente entre autres choſes, pour la courte haleine &
pouſſeté d'vn cheual.

Pour

Pour cheuaux, mules & mulets
tranfuerfines.

CHAP. XII.

POur cheuaux & mules tranfuerfines, prenez fuif de mouton, &
le fondez puis le laiffez reftoidir tant
qu'y puiffiez, tenir le doigt dedans:
apres prenez fon de froment, & mettez tout enfemble, & en faites emplaftre fur eftoupes de cheneue, &
mettez fur le mal vn bon drappeau
par deffus: & ne le remüez de quatre
ou de cinq iours, tant que le mal foit
puré, & curé, & que la rongne chee.
Puis prenez du viel oing bien pourry, & le fondez au feu, & le laiffez re-
froidir tant qu'y puiffiez tenir le
dois. Apres, prenez moyeu d'œuf, &
vn petit de verd de gris mis en poudre & meffez tout enfemble, & de
tout

tout cela faites oignement: duquel
il faut souuent oindre lesdites mules.
Autrement, prenés huile Lautin quatre onces, verd de gris en poudre
deux dragmes, de litarge d'or deux
dragmes, faites du tout oignement,
duquel en frottez souuent lesdites
mules.

Pour surots.

CHAP. XIII.

POur oster surots à vn cheual, pe-
lés ledit surot auec vne tuile chau
de, puis iarsez auec vn rasoir : &
quand seront iarsé, ayez tout prest
vne piece de cuir du large du surot,
& mettez sur ledit surot & le liés
fort, & le laissez enuiron vne heure,
adoncques ostez le luy, & le menez
en la riuiere sans luy faire aucune
chose. Autrement, prenez grains de
mou

mouſtarde,& les broyés:plus les deſtrempés d'eau froide , & en faictes
emplaſtre ſur le ſurot , & dedans
trois iours ſera oſté,& gardez que le
cheual ne le touche des dents:& auſſi oſtez le poil du ſurot auant qu'y
mettre l'emplaſtre.

Pour malandres.

CHAP. XIIII.

POur cheual qui a maládres , prenez ſauon noir, & puis le deſtré-
pés de leſſiue, & laués la malandre,
puis mettés par deſſus de la fiante
d'oye deux fois le iour, en façon de
emplaſtre. Autrement, prenez argent uif, & l'amortiſſez auec orpi-
ment,puis deſtrempés de leſſiue, &
laués ſa malandre tout enſemble
de boüë & apres en frottés ladite malandre vne fois ou deux le
iour,ſi meſtier eſt. Autrement, pre-

C

nés fort vinaigre, & le faites bouillir,
& le plus chaud que vous pourrés en
laues fort la malandre, & frottés fort
tant que verrés que le sang en fail-
le. Quand la verrez ainsi creuassec
& faignante, prenez de la poudre de
vert de gris, & la mettés dessus fort
espaisse, & le laissez en ce point tant
qu'il y vienne vne grosse crotte : &
quand vous verrés qu'elle y viendra
& voudra saillir, laissez le poil sepa-
rer, frottés-le de viëil oing, puis se
pourrira & tombera la malandre, racine & tout.

Pour roigne viue.

C H A P. X V.

POur guerir vn cheual de rongne viue, tondés le poil ras à ras,
& le plus pres de la maladie que faire se pourra, & puis ayés vn fer de
che

cheual ou quelque autre fer puiſ-
ſant, & en frottes ladite viue ron-
gne:puis prenez de l'eau froide, qui
n'aye point labouré, ny ait eſté em-
ployee en quelque autre choſe, puis
d'icelle eau froide auec vn petit drap
peau en laués & frottés fort ladicte
viue rongne. &quand elle ſera lauee
& frottee fort,mettez en deſſus, laiſſez & n'y touchez plus de dix iours.
Puis ſi voyez que ladite viue rongne au bout de dix iours ne s'en ail-
le, faites en autant comme au para-
uant, & continués tant que ſera de
beſoin. Autrement tondez treſ bien
la maladie, le plus pres que vous
pourrez auec vn ciſeaux, puis prenes malues, biſmalues, & les faites
fort bouillir en eau, & d'icelle decoction laués tres-bien la maladie
au ſoir & au matin par deux ou trois
iours, prenés vne pinte miel coppe-
roſe,alun de glace, verd de gris, de

chacun quatre onces, tormentine
deux onces, argét vif deux onces, &
tout ce faites boüillir auec ledit miel
& en faites oignement, duquel vn
chacun iour en frotterez ladicte viue
rongne.

Pour encloëure.

CHAP. XVI.

POur cheual qui est encloué,
cherchez le lieu de l'encloëure,
puis prenez de l'ortie grenches, &
sel à l'equipollent des orties, & pillez le tout ensemble dedans vn mor-
tier ou sur vne pierre. Apres mettez
le tout ainsi pillé dedans ledit trou
de l'encloëure apres en auoir osté la
boüe & ordure qui y estoit. Puis
mettez le mol de ladite ortie dans ledit trou, & au dessus d'iceluy ius &
mol de ladite ortie, mettez dessus vn
peu d'estoupes qui soyent grosses, à
fin que terre, eau, ordure, ne sable
n'y

n'y entre. Ou pour le mieux garder
que ladite terre, eau, ordure, ni fable
n'y entre, frottés le d'vn peu de fuif
de chandelle, ou de quelque autre
graiffe ferme, & puis faites ferrer ledit, cheual, & ne mettez point de
clou au lieu de ladite enclouëure.
Cela fait ne laiffes à cheuaucher ledit cheual: car plus on le cheuauche-
ra il fe doulera moins, & en ladite
enclouëure n'engendrera boffe ou
apoftume, qui eft motif & caufe de
faire clocher ledit cheual encloué.
Autrement, faites deferrer le cheual, & le faites parer & chercher, iufques à ce qu'ayez trouué le fons &
racine de ladite enclouére, puis prenéz vn peu de terbentine dedans vne
cuillere de fer, & la groffeur d'vne
féue de fucre cãdis, autant de poudre
de gingembre blanc, puis faites fondre le tout enfemble dedans ladite
cuilliere, affez chaud & nõ par trop

& le mettez dedans ladicte encloüeure, puis y mettés des estoupes dessus,
& icelles engresserés d'vn peu de suif
de chandelle: à fin que nulle terre, sa-
blon, ni ordure n'y entre. Puis faites
ferrer ledit cheual sans mettre clou
quelconque dedans le lieu de ladicte
encloueure. Autrement, faictes chercher tant que trouuiez l'encloüeure
dudit cheual, & icelle trouuee en ferés oster l'ordure, boüe, & eau s'il y
en a. Puis prenez vn peu d'alun de
roche, & le fondez dedans vne cuilliere de fer, & iceluy fondu vous le
mettrés dedās ladicte encloüeure, &
des estoupes vn peu grosses, comme
dit est, puis ferés ferrer ledit cheual
sans luy mettrre aucun clou au lieu
de ladicte encloüeure. Autrement,
prenés de l'ongnement qui cy apres
est declaré, en l'article où il parle
pour faire bon pied à vn cheual, &
d'iceluy ongnement en ferés fondre
en

en quantité suffisante dedans l'enclouëure. Apres l'auoir trouuee , &
en auoir osté la bouë & ordure qui
pourroit estre dedans , le ferés refer-
rer sans mettre clou au lieu de ladi-
ête enclouëure , mais y mettés d'e-
stoupes grosses au .dessus apres auoir
mis ledit ongnement. Mesmement
quand ledit ongnement est dessus , à
fin que terre , ordure,ny eau n'y entre dedans. Et ne doit on laisser de
cheuaucher ledit cheual ainsi encloué , apres y auoir mis ledit ongnement : mesmement quand ledit oy-
gnement y est mis , incontinent vn
iour apres ou deux que ladite encloueure aura esté faite:car ledit ongnement est vn des souuerains remedes
pour encloueures , que ongnement
ou autre remede qu'on y sçauroit
trouuer,faire,ne mettre.

C 4

Pour iauars.

CHAP. XVII.

POur guerir cheuaux qui ont iauars , prenés miel & poudre de
poyure & le faites boullir enſemble, lauez luy en & frottez les iauars
incontinent il ſechera. Autrement,
prenez de chaux & de ſel & broyez
tout enſemble, & le liez ſur le iauart
puis y mettez d'eſtouppes achees
menues à fin qu'il ſe purge. Autrement prenez de vert de gris , & du
gras de lard, & le broyez bien em-
ſemble comme deſſus. Autrement,
prenez, viel oing & miel & en faites
oignement , duquel ferés vn emplaſtre ſur la maladie , par quatre ou
cinq iours & non plus. Autrement,
pour faire bien pourrir leſdits iauars, prenez vert de gris, noix de galle , de chacun vne once , de ſoulfre
vne once, de armenie vne once, &
de

de tout cela faites poudre, & incorporés & meslés auec vieil oing:& en
faites oignement : duquel en mettrez
deux fois le iour sur lesdits iauars.

Pour roignes, creuassieres, pasturons &
claponieres qui viennent aux cheuaux.

CHAP. XVIII.

POur cheuaux qui ont creuassieres, pasturons ou claponieres,
prenés huile d'oliue trois onces de
cire rouge gommee vne once, & de
miel deux onces, lesquels vous ferez
tous bien fondre ensemble, & en faites oignement, duquel en frotterez souuent les creuasses & rongnes.
Autrement, prenez terbentine deux
onces, de cire neuue trois onces,
d'huille Laurin trois onces, de soulfre vif trois onces, de miel vne once,
d'alun, sucaron en poudre demie
once, meslez & incorporez le tout
ensemble & en faites oignement,
C

duquel tous les soirs en frotterez lesdites rongnes & creuasses, apres leur
auoir bié nettoyé les pieds, & claponieres des ordures qu'ils y ont. Autrement, prenez de verd de gris, du
gras du lard, & fondez, ensemble, &
en frottez les creuasses. Autrement,
prenez vinaigre fort, & demoustar-
de, & de la suiue bien menue & meslés tout ensemble ant qu'il soit bien
espais. Apres incorporés les auec
vne once de sein de porc , deux
moyeux d'œufs, deux onces d'huile
de cheneue, demie once de soulfre
vif en poudre, deux onces de cire
neuue; & de tout cela faites oignement, duquel en frottez tous les
soirs lesdites creuassez & rongnes.

Pour faire auoir bon pied & ongle
à vn cheual.

CHAP. XIX.

Notez que qui voudra faire a-
uoir bon pied à vn cheual, &

croi

croiſtre fort la corne il le faut faire
ferrer au croiſſant de la lune , & luy
ouurir ſouuent les talons en Lune
nouuelle commencee , trois iours
apres ledict croiſſant : car il croiſtra
plus en huict iours, que ne feroit en
quinze celuy qui a eſté ferré au defaut de la Lune, autrement , prenéz
ſuif de bouc, terbentine , huile d'o-
liue, cire neuue, de chacun deux onces: faites fondre le tout enſemble,
puis quand il ſera chaud, mettés y
trois onces de miel , & demy quart
d'once de ſang de dragon , incorporez & meſlez tout enſemble , & en
faites oignement duquel en frotterez tous les ſoirs l'ongle & pied du
dit cheual. Et à chacun pied y en
mettez la groſſeur d'vne noix: ce faiſant le pied & ongle dudit cheual
croiſtra plus en quinze iours qu'il
ne fera en trois mois: & la corne ſera
forte & ferme , & non eſclatante

viſt

molle & victrine. Autrement, si lon
veut adiouster auec cesdites choses
six onces du ius fait d herbe Hepati-
que, & les racine Homon de rigalis,
auec les iettons, & deux dragmes &
d'auantage de sang de dragon, ce ne
sera que bien fait : & ainsi le faire si
lon void que l'oignement cy deuant
dit , ne soit assez boire & propice
pour faire ladite corne.

Pour attainte de cheual.

CHAP. XX.

POur vn cheual qui se seroit frappé ou attaint d'vn pied contre
l'autre , ou qui est attaint sur nerf,
prenés d'herbe de Saxifrage vne poignee ou deux, & la graisse d'vn roi-
gnon de moutó, vne chopine de vin,
& faites tout cuire : puis quand il sera
ainsi cuit prennez de la fiente du che,
ual en quantité suffisante , & mettez
tout ensemble , & en faites oignement,

ment,& d'iceluy faites emplaftre fur
ladit attainte du cheual , lequel mettrez le plus chaud qu'il fera poffible,
deux fois le iour , & continuez tant
qu'il fera befoin. Autrement l'oignement de l'article precedent y eft tresbon,& fouuerain à y mettre fus pour
faire endurcir la fole du pied du cheual , qui eft trop paré ou qui eft trop
nouuelle. Prenez deux onces de mil
vne bonne groffe poignee d'eftoupe
coupees bien menu, & faites le tout
cuire enfemble:& apres, de cela tout
chaud en mettez fur la fole du pied,
& tout incontinent il endurcira.

Pour cheual qui a la langue ou la
bouche entamee.

CHAP. XXI.

POur cheual qui a la langue ou la
bouche entamee, prenez arman
demie once, & le faictes cuire en la
braife,

braise & le laissez tant qu'il soit rouge. & quand il sera rouge, ostez-le &
en faites poudre bien deliée, & puis
prenéz pleine vne escuelle de miel,
vne chopine de vin, meslez & de-
strampez tout ensemble. puis le mettez sus le feu bouillir, & le remuez
tousiours, puis l'ostez & le laissez re-
froidrir & lauerez la maladie au soir
& au matin. Autrement, pour ras-
sembler la langue à vn cheual quand
elle est entamee, prenez vne herbe
nommee Esclaire, autrement Celidoine, & tous les matins iusques à
neuf iours, broyez du ius auec le
moust & en frottez tres-bien la langue du cheual.

Pour arrastes.

C H A P.   XXII.

POur cheual qui à arraistes, prenez
de miel quatre onces, verd de gris
& couperose, de chacun deux onces,

&

& de tout ce faictes oignement, duquel en frotterez lesdictes arraistes,
tant qu'il sera de besoin.

Pour morsure de cheual l'vn
auec l'autre.

CHAP. XXXII.

POur guerir vn cheual du mal appellé lampas, prenez vn oignon
cuit qui soit bien chaud, & le mettez dessus destoupes, puis en frottez
fort le lampas & le ferrez par deux
ou trois fois le iour Autrement, faictes luy tres-bien piquer le lampas
en quatre ou cinq endroits auec le
ferrement, lequel faut qu'il soit bon
& propice pour cela faire.

Pour estorsure ou mal marcheure
d'vn cheual.

CHAP. XXIII.

POur guerir vn cheual, ou autre
beste cheualine, lequel se seroit
estors

eſtors ou malmarché par quelque
inconuenient. Prenez de bran, viel
oing meſlez tout enſemble , & en
faictes emplaſtre ſur eſtoupes & met
tez ſur le mal. Autrement, pour vn
cheual qui eſt malmarché , prenez
vne chopine de vin blanc, demie eſ-
cuelle de farine de froment, puis prenez vne chopine de miel , & trois
onces de ſais , & faites tout bouillir
enſemble : & eſt cet oignement auſſi
bon & propice pour les creuaſſes qui
viennent és pieds des cheuaux , &
auſſi és claponeries. Autrement, prenez trois gros oignons, & d'iceux en
oſtez le cœur, & ferez vne concauité:
dedans icelle concauité y mettrez &
les emplirez de poudre d'encés, & a-
pres (iceux emplis) les mettrés & enue
lopperez en ttois ou quatre groſſes
poignees d'eſtoupes , puis mouillez
vn petit au deſſus icelles eſtoupes : &
apres les mettez entre deux cendres
chaudes

chaudes, & couuertes d'vne palette
de braise, entre laquelle vous l'y laif-
ferez iufques à ce que lefdits oignons
feront bien cuits. Apres vous ofterez
icelles eftoupes & ietterez celles de
deffus qui feront bruflees, & les autres vous eftendrez : & les oignons,
ainfi mis auec ledit encens deffus, en
façon d'emplaftre toute chaude, mettez deffus les lieux où lefdites eftor-
fures malmarcheures font : & l'y laif-
ferez dedans deux iours entiers, fans
remuer.

Pour cheual forbeu.

CHAP. XXV.

POur cheual qui eft forbeu, baillez luy le cliftere qui s'enfuit :
Prenez fleur de camomille, de
melilot : d'anis, de carui, de graine de
lin, & de Sileris môtani, de chacune
demie once, polypedij quercini deux
onces & demy, des Simettez & petit

D

res branches de deſſus de Agnus ca-
ſtus vne poignee . Mercuriale menues, Parietaire, branche vrſine, de
chacune trois poignees : & de tout
ſoit faicte decoction ainſi qu'il ap-
partient, venans à deux liures & demie : dedans laquelle lon mettra ſur
cire rouge vne once & demi caſſe
recente & fraichement tiree hors
des cannes trois onces, Diafenicon
deux onces, Benoite vne once , huile denoix & de tout ſoit faict ſelon
l'art vn cliſtaire, lequel on baillera
audit cheual, dés incontinent que
lon aura ſoupçon que le cheual ſera forbeu. En luy baillant ledit cliſtaire, on luy tiendra la teſte baſſe &
le cul long, & apres qu'il aura vuidé
ledit cliſtere, & luy faudra faire le remede qui cy deuant eſt dit au ſep-
tiéme chapitre, à l'endroit où il parle
de prendre fiente d'homme meſlee
& incorporee auec vin blãc : car le remede

mede y est tresbon & commode,
pourueu que lon le face bien soudai-
nement audit cheual, des incontinent que lon s'appercoit que le cheual est forbeu, & aussi en adioustant
à iceluy breuuage tout le ius de trois
gros oignons bien broyez & pillez
dedans iceluy vin blanc ou autre. Et
aussi qu'il soit promené & pensé en
la forme que dit est au chapitre &
article.

*Oignement pour faire venir bonne
corne au pied d'vn cheual.*

CHAP. XXVI.

PRenez quatre onces d'huile d'o-
liue, vne once de cire neuue, trois
onces de suif de bouc, vne once de
terbentine, le tout soit fondu ensemble dans vn pot, Apres que tout
sera tout fondu, ostez le pot du feu,
& y mettez vne once de graisse de
cheual, vne once de Algrippa, & vne

once de Moitiaton, & broyez le tout
ensemble iusques à ce qu'il soit froid,
& puis frottez dudit oignement la
corne du pied dudit cheual pres le
poil, de deux en deux iours.

Emplaſtres, dits paſtons, pour les hu-
meurs qui tombent ſur les iam-
bes des cheuaux.

CHAP. XIII.

PRenez vne liure de miel, & demie liure de terbentine, deux onces de maſtic en poudre quatre onces
d'encens en poudre, trois onces de
ſang de dragon, quatre once de boli,
armeni, ſix œufs de poule franche,
deux verres de vinaigre fort, ſept onces de farine de ſeigle : le tout faut
mettre dedans vn pot de terre neuf,
& le bien broyer enſemble, & apres
en faire emplaſtre, & enuelopper les
iambes depuis le pied iuſques au ge-
noil,

noil, à demy pied pres, & retirer cela,
trois fois.

Oignement pour mollifier les hu-
meurs des cheuaux.

CHAP. XXVIII.

PRenez trois onces rose de pin,
cinq onces beurre frais, demie
once de mastic, vne once de cire neuue, & le tout faire fondre ensemble
& en faire oignement, puis faut oindre les humeurs l'espace de quatre
ou cinq iours.

Pour dessecher & resoudre entiere-
ment les humeurs & ierdons, la-
uement qui s'ensuit, dit en
Italien Bagny.

CHAP. XXIX.

PRenez vne poignee de sauge,
vne poignee de romarin, trois liures de racine d'horme, de l'escorce
de racine d'horme, de l'escorce de

hors & des ieunes vne poignee, de
Neputa vne poignee, de Polegio poi-
gne de chaſtaignes auec l'eſcorce bié
pillees, trois ou quatre oignons
blancs bien pillez trois pots de vin
rouge, & deux pots de vinaigre fort,
& faire tout bien bouillir enſemble,
& faire fort pourmener le cheual: &
incontinent apres qu'il ſera arriué le
faut lauer tout chaudement, & ne le
mettre point dedans l'eau de huict
ou de dix iours apres.

Pour cheual qui eſt encheueſtré.

CHAP. XXX.

PRenez la feuille de ſuyer, dit
Sambucus, & en faictes ius, &
d'iceluy ius mettez ſur la playe. Et
apres, prenez vn linge blanc en trois
ou quatre doubles, & le trempez dedans ledit ius, & le mettez ſur ladicte
playe. Et en Hyuer que ne ſe trouue
la feuille dudit ſuyer, faut prendre de
la

la seconde escorce, & en faire ius , &
l'appliquer comme dessus.

Notez qu'auant que lauer ladicte
playe dudit ius, le faut lauer d'eau
tiede , & ainsi ledit cheual guerira:
car ledit ius est excellent pour ladite
maladie.

Pour faire larman.

C H A P. XXXI.

PRenez vne liure de miel, & le
faites vn peu chauffer , puis prenez demy verre de vinaigre, & vn
peu de farine de froment, & pour vn
liard de poudre de poyure, le tout
soit meslé ensemble dans vn petit
pot, & vn peu chauffé, comme di-
est.

Pour guerir des aniues.

AViues te recommãde de laisser
le corps de ce cheual, ainsi que
les Iuifs laissarent la chair de Iesus
Christ. Pourrez apres dire en l'hon-

neur des cinq playes de Iesus Christ,
cinq Pater noster, & cinq Aue Ma-
ria, Et notez, que si ne voyez le cheual, qu'il faut nommer le dit cheual,
du poil qu'il est ou du nom que lon
le nomme faut dire grison, ou mou-
reau, selon le poil duquel il est.

Pour la peste, bosse, ou charbon.

PRenez vin blanc, d'herbe appellee la Mairelle, pilez la & en prenez le ius, & le faictes bouillir auec
du vin blanc: puis quand l'aurez fait
bouillir prenez de la fleur & graine
de lin, & de fleur d'orge, puis le
mettez dedans du vin blanc, & le
tout auec la Mairelle, & en faictes
des emplastres pour mettre dessus:
mais auparauant mettez de la poudre d'vne coquille d'œuf bruslee, &
de charpie dessus la poudre, & y
mettez ladicte oingture dessus.

Prepa

Preparatif de peste.

PRenez deux noix, deux figues, &
vingt petites fueilles de Rue,
broyez le tout ensemble, puis en
prenez au matin le gros d'yne grof-
se noisille.

FIN.

Fin de la présente Pratique des
cheuaux, enseignant remedes tres-
exquis & profitables pour les guerir
de toutes maladies occurrentes,
iceux purger de leurs humeurs superflues, engraisser, entretenir sains,
& faire viure & seruir longuement:
tiree de l'Escuyerie du Roy noftre
Sire, œuure moult recommandable
& longuement desiree.

D 5

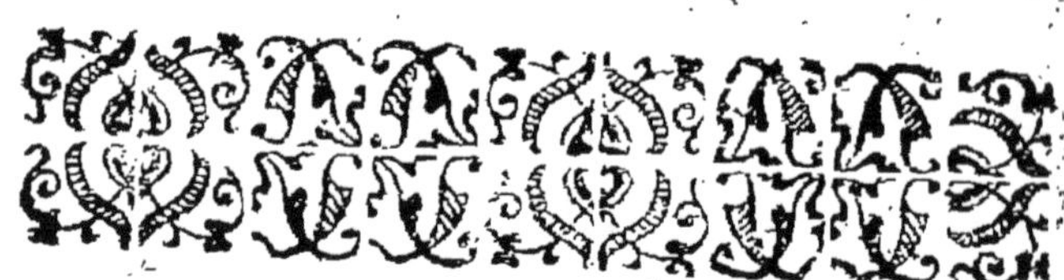

TRAITÉ DES SIGNES des Cheuaux, enseignant à les sça-uoir choisir, tant pour estre Estalons, que pour s'en seruir à la guerre & ailleurs.

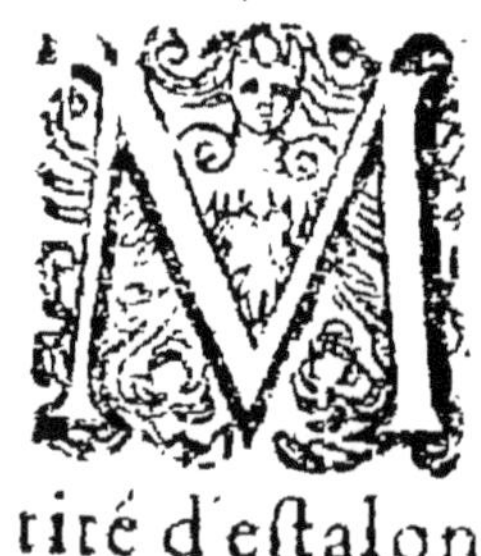

Onsieur, puis que par le commádemét du Roy, vous vous delibererez de recouurer telle quátité d'estalons qu'il faudra, pour fournir au besoing des iuments, qui se trouuent par les Prouinces de ce grand Royaume. Mon opinion est (pour le peu de iugemét que i'ay) que si vous voulez estre scrupuleux, iusques à n'en receuoir point qui n'a-yent esté cheuaux de perfection, vous en trouuerez peu : à cause que

tous

tous les cheuaux, qui sont de bonne
esperance, ne passent pas tousiours
par mains de personnes, qui les sça-
chent faire valoir, autant que pou-
uoit bien promettre leur naturelle
bonté. Mais deuiennent bien souuent le contraire de ce qu'ils de-
uoient estre. Tout ainsi qu'au re-
bours on en voit quelque fois de nõ
guere bonne intention, qui pour a-
uoir passé par les mains de quelque
bon Escuyer, lequel auec industrie
& iugement aura sceu remedier à
leur maligne nature, & les remettre
à bon chemin, seront tenus du nom-
bre des bons: là où s'ils fussent tom-
bez en mauuaise mains, & eussent
esté mal dressez, combien qu'ils fussent de la meilleure condition du
monde, leur vertu fut demeuree en-
seuelie, & eussent esté comme chose
vile, employez, pour estre à quelque
bas exercice, & dont on n'eust tenu
conte

conte. Et par ainſi eſt il vray, que non tous les cheuaux de reputation ſont bons pour eſtre Eſtalons, & que non tout ceux dont on faiĉt peu d'eſtime ſont inutiles pour s'en ſeruir. Et pource que la beauté des chuaux, leur proportion, leur poil, & les ſignes qui ſont en eux, font ordinairement cognoiſtre leur bonne ou mauuaiſe inclination, l'ay iugé eſtre neceſſaire, ſuyuant ma promeſſe, de vous reduire en vn traiĉté la cognoiſſance de toutes ces particularitez, pour l'experience que i'en ay, afin que ceſte inſtruĉtion puiſſe ayder à voſtre honneſte deſir, de faire ſeruice au Roy noſtre ſouuerain Seigneur. Et vous ſupplie, monſieur ne douter que les cheuaux de bon poil, bien proportionnez, & ayans bons ſignes, & ſans aucune maladie de nature, ſont pour eſtre tresparfaiĉts Eſtalons, & fuſſent-ils les plus lourds

du

du monde, & tenus pour mauuais
cheuaux pource que leur mauuaistié
ne vient sinon de faute d'auoir esté
maniez & conduits des leur com-
mencement.Car il est impossible que
cheuaux de telle façon ne fussent
venus à bien, s'ils eussent passé par
bonnes mains : & en aymerois
mieux (quant à moy) de tels pour E-
stalons, que d'autres de reputation,
qui fussent de mauuais poil, & qui
eussent de mauuais signes en leurs
corps. Car le bien de ceux là vient
d'estude & artifice,& leur mal est de
nature. Et suis d'auis que pour
moins de despence & moindre peine, il vous suffise de faire choisir entre les marchands,& parmy charret-
tes & labourages, ceux qui se trou-
ueront de plus belle taille, & qui au-
ront en eux plus de bonnes parties
quede mauuaises, & les retenir:car
de ceux qui ayent entierement tous

bon

bons ſignes, ſelon que ie les deſcri-
ray cy apres, ie cróy qu'il s'en trou-
ueroit peu.

Doncques pour commencer, Vous
auez à ſçauoir que la qualité du cheual deſpend des quatre Elemens, &
le cheual ſe conforme à celuy duquel
il participe le plus. S'il tient plus de
la terre que des autres, il ſera melancolique, terreſtre, peſant, & de peu
de cœur, & non pourtant ne l'airra
d'eſtre fort. S'il tient plus de l'eau il
ſera phlegmatique, tardif & mol: S'il
a plus de l'air, il ſera ſanguin, ioyeux,
eſueillé, prompt & agile, & temperé,
en ſes mouuemens. Et s'il a plus du
feu, il ſera colerique, legier, ardent, &
ſauteur. Mais quand auecques deuë
proportion il ſe trouuera participer
de tous les Elemens enſemble, alors
il ſera parfaict. Or entre tous les
poils des cheuaux, le bay obſcur de
couleur de chaſtaigne, le griſon
                                    pom

pommelé, le gris obſcur, & tirant ſur
le noir, gris nommé teſte de more,
ceſt à ſçauoir, qui a la teſte plus ob-
ſcure que le reſte, & auſſi lalezan
obſcur, ſont les plus temperez & eſti-
mez, & ſont de plus robuſte & gen-
tille nature, & apres eux ſont plus à
loüer ceux qui plus approchent de
leur ſemblance. Combien que de
tous poils ils y ait d'excellens cheuaux: Mais ie parle ſelon la generali-
té, & l'experience qu'on aide leurs
complexions. Et comme la ſignifica-
tion du bon poil eſt plus grande,
quand le demeurant des bons ſignes
s'y accorde, ainſi quand le poil tout
ſeul ſe trouuoit bon ſans le teſmoi-
gnage des autres ſignes, le cheual en
ſeroit moins à priſer. Parquoy il me
ſemble bon de vous dire que le cheual Balſan, c'eſt à dire qui a pied
blanc, doit auoir ſes balſantes, c'eſt à
dire les marques blanches des pieds

en

en façon que la plus part d'elles ne
foyent pareilles ny de mefme hau-
teur, & fi ne doiuent monter trop
auant en la iambe, ny pareillement
trop defcendre fur les ioinctes du
pafturon : car tant moins elles y tou-
cheront, & mieux fera : Et combien
qu'affez de fois ces fignes-là faillent,
& qu'on en voye effect contraire, fi
ne les ay-ie voulu taire ny laiffer à
declairer, lefquels font ordinairemēt
trouuez les meilleurs, & lefquels
font les pires.

Le Balfan, ou cheual au pied blanc
ayant fon blanc vers la main de la
lance, fe maniera bien, mais il ne fera
gueres feur, & font tels cheuaux ordinairement malheureux. Le Balfan
vers la main de la bride, n'eft (quant
à ce figne-là) trop à eftimer. Le Balfan du pied, fe nomme Arzel, lequel
combien qu'en fes œuures il de-
monftre eftre excellent, fi fe doit
garder

garder le cheualier de se trouuer dessus en vn affaire , car ils sera vn cheual superbe, vitieux, & infortuné.

Le Balsam du pied de l'estrier, a signe de grand estime , & monstré
qu'il est de bon cœur, & assez bon
coureur.

Le Balsan des deux mains , ser a ma
lencontreux, & infortuné , & quand
bien il auroit auecques ce l'vn ou
lautre pied blanc, si ne luy rabille cela du tout , sa tres-mauuaise qualité:
car pour la raison vn cheual doit tousiours auoir plus de blanc derriere
que deuant.

Le Balsan seulement des deux
pieds, est bien marqué, & si dauantage il a l'estoille au front, tant plus de
conte en doit on faire, par grande
excellence: & quand ce Balsan, des
deux pieds , auroit l'vne des deux
mains blanche, sans l'estoille , combien que se soit signe de prix, si ne

E

seroit-il pourtant de grande valeur.

Le tout Balsan, des mains & des pieds, sera cheual loyal, & de bonne fantasie mais il ne s'en trouue gueres de grande force.

Le Balsan de la main de la lance, & du pied droit, se nomme cheual tradar, il est dangereux, & de qui on doit faire peu de cas.

Le Balsan de la main de la bride, & du pied de l'estrier, est pareillement cheual trauat, & bien que ce soit mauuais signe, si n'est il si mauuais que l'autre.

Le Balsan de la main de la bride & du pied droit, qui se nomme trastrauat, est pareil en condition à l'arzel, & encor pire, il tombera facilement & sera en sa cheute dangereux & mortel.

Le Balsan de la main de la lance, & du pied de l'estrier, s'appelle aussi trastauat, & suit les mesmes effects

de

de ces autres , mais si n'est il pourtant du tout si mauuais, & laissez l'o-
pinion de ceux qui veulent que cecy soit signe de grande valeur.

Mais nottez que tant le trauat,
que le trastauat , s'engendre tel au
ventre de sa mere :. pource que quãd
il y est, il a les deux balsanes (c'est à
dire l'endroit où sont les taches
blanches des pieds) ioinctes & ser-
rees ensemble, de sorte que quand il
est nay, & qu'il vient à se manier , &
courir, & quand apres on le cheuau-
che, il r'assemble naturellement ses
pieds là , si que bien souuent l'vn de-
sordonne l'autre , qui le faict broncher, ou choir, & pour ceste cause ils
sont tres-mauuais, & pleins de mal-
heur: mais entre-eux , le trastauat est
de plus grande malignité , pour autant que ayant ses Balsanes contra-
uersees, & opposites l'vne à l'autre , il
s'enueloppe les iambes plus consu-

fement, Et fi aux autres taches blanches eftant en autres endroits , il y a
quelque caufe d'ou procedent les
bons ou les mauuais effects, pource
qu'il me femble qu'en tels œuures fe-
crettes de la nature. il y a peu de raifon, où lon puiffe fonder reigle & iugement : il m'a femblé bon de m'en
taire me côtentant de vous affermer
feulement ce qui fe voit tous les
iours, & (laiffant les opinions d'vn &
d'autre) m'arrefter à ce , que par e-
fpreuue & longue experience i'ay co-
gneu eftre veritable , & que vous
mefmes pourrez obferuer par cy a-
pres , tant en ce que i'ay dit iufques
icy, qu'aux autres fignes, dont ie par-
leray, par lefquels il vous fera facile
de cognoiftre la qualité des cheuaux, & de quelle fortune ils font,
bonne ou mauuaife.

Le Balfan vers les parties baffes,
qui annôcét bon figne, s'il a d'auãta-
ge

ge l'eftoille au front, ou bien s'il a la
lifte ou raye blanche, qui luy defcen-
de par la face ou chanfrain, fans toucher au fourcils, ny arriuer iufques
au mufeau & encores mieux s'il a
l'vn & l'autre il fera parfait en toute
bonté, & fi fans eftre Balfan il a feulement ces fignes au front, & chanfrain, comme i'ay dit, il fera de gentil
cœur, & de bonne vertu.

Le balfan des parties d'embas, qui
annocent mauuais effects, s'il a l'e-
ftoille au front ou la lifte blanche en
la façon, comme deffus, ou tous deux
enfemble, combien que cela donne
en partie faueur au poil, fi ne relieue
il de gueres la malignité du figne des
Balfanes.

Le cheual qui a l'eftoile blanche
au frót, qui ne luy faict lifte ou raye
& en a vne autre fur le mufeau, fera
mal-heureux, & de mauuaife bouche. Mais fi outre cela il eftoit Balfan

du pied de l'eſtrier, ce pourroit eſtre
ſigne de grande vertu , effaceroit le
defaut du reſte.

Et ſi ces Balſanes ou de bon ou de
mauuais effect eſtoient mouchetees
cóme d'ermines ainſi qu'au mal elles augmétent le defaut: auſſi au bien
elles accroiſſent la bonté, tellemét q̃
cela affine & accóplit l'eſtre du cheual, en l'eſtat en quoy il ſe trouue.

Le cheual rabican (c'eſt à dire bay,
ayant poil gris en quelque endroit,
meſmement à le queuë) lequel a des
poils blancs de puis la main en arrie-
re , monſtre qu'il vaut beaucoup:
mais s'il en auoit de ſemez depuis la
main en auant, ce ſeroit le plus des
fois ſignes de peu de force.

Le cheual de quelque poil qu'il
ſoit moucheté de blanc par tout le
corps, eſt bien : mais s'il l'eſt ſeulement par les flancs, vers la croppe, &
au cól vers l'eſpaule, c'eſt mauuais ſigne

gne, & vn tel cheual s'appelle des Italiés, Atauanato, qui de nous ce pourroit dire freslonne, du nom des grof-
ses mouches, nommees Freslons, que
les Espagnols appellent Tauanos , &
les Italiés Taffani. Et la raison pourquoy ils donnent ce nom à tels cheuaux, est pource qu'ils doyuent estre
nez depuis le my-Iuin , iusques à la,
my-Aoust , qui est la saison de ces
grosses mouches (Tauanos.) Et lors
les cheuaux de peu de iours ne peu-
uét auec le museau attaindre a leurs
flancs, pour en chasser lesdites mouches: ny ne peuuent non plus chasser
auec la queüe celles qui les piquent
au dessus des espaulles: parquoy bien
souuent ils ont des poils blács en ces
parties là , non de nature , mais des
morsures des Freslons , & grosses
mouches, & pour autát que leur naif-
sance est tardiue, ils sont de moins
de trauail, tant pource que les herbes

E 4

commencent lors à faillir, à leur plus
grand besoing, & qu'à ceste cause les
meres ne peuuent abonder de laict,
pour les nourrir, qu'aussi pource que
quand il viennent à estre surprins de
l'hyuer, ils ont petit aage, dont il leur
faut souffrir beaucoup de mal, & les
forces leur en diminuent : de sorte
qu'a peine sont ils iamais si vigoureux côme les autres, venus en bonne saison.

Le cheual blanc moucheté de noir
sera fort leger , & assez droict & de
bons sens , & semblablement quand
il est moucheté de rouge , toutesfois
le noir a coustume d'auoir plus de
force & de bonté.

Le cheual de poil gris, qui a seulement aucunes moucheteures , rouges , ou bien tannees sur les machoi-
res , & sur le museau, sera superbe,
& quelquefois se depite & s'esgare
de la bouche.

Le

Le cheual qui n'a ny balſane ny
autre marque. le plus ſouuent ſe mô-
ſtre morne & remis, mais ſi ſera-il
fort,& ſe maniera bié:& cela aduiét
à cheuaux de tous poils, mais plus à
toutes ſortes de bais,meſmement au
bay obſcur,& vous d'y,que le bay de
couleur de chaſtaigne, eſt colerique
& ſanguin, & dautant plus colerique
que plus il tire ſur le rouge & ſur l'a-
lezá.Auſſid'autát qu'il a plus du noir,
d'autant eſt-il plus aduſte, & s'il eſt
parfaictement noir, (que lon appelle
Moreau:) combien qu'aucũ particu-
lier de ce poil ſe trouue colerique a-
duſte, ſi ſont-ils cómunemét melan-
choliques de nature, & à vn tel cheual mélancolique n'aduient gueres
ſouuent auoir aucun temperamét de
phlegme,cóme nature en donne au
ſanguin,& à l'aduſte, auſquels pour
mitiguer & rabattre leur ferocité &
fierté qui vient d'abondáte chaleur,

E ſ

on voit fouuent des poils blancs en aucun des endroits que i'ay dit cy deuant. Non que cefte qualité des taches blanches leur donne de la force d'auantage, mais cela fignifie que la maligne chaleur & feichereffe de leur complexion eft temperée par la benignité du phlegme, qui produit ces blancheurs.

Et pource que l'experience nous môftre que les cheuaux, qui ont trop de poil blanc, font naturellemét foibles: côme font les auberes, & leurs femblables. Pourtant vous di-ie dés le commencemét, que la balfane, ou marque blanche eft d'autant plus à eftimer, qu'elle eft plus petite : car il fuffit qu'vn cheual ayt tant foit peu de figne blanc, côme de trente poils en fus pour faire cognoiftre fa complexion, de quelque forte qu'il foit.

Si ne veux ie pourtant que vous penfiez que le cheual grifon pôme-

lé

lé ayant du blanc , ne soit de grande valeur , ainsi que ie vous ay ia dict pource que cōbié qu'il ait du phlegme qui est humeur molle & corruptile : toutesfois si monstre-il puis qu'il a ces roüelles & taches noires que son phlegme est salse , qui est humeur aigre, & moins corruptible, venante de cholere aduste , & tel phlegme estant cause de telles rouelles & pommes, rend les cheuaux de ce poil de grand courage, hardis , & vaillans.

Et pour mieux l'entédre, faut sçauoir que quand le poil noir vient de cholere aduste,le cheual sera magnanime,& furieux, & de fort bon sens? & encores bien souuent se trouue malicieux & traistre. Et si ce poil noir vient d'humeur melancolique & naturelle,il sera craintif, dur, & paresseux:& s'il vient de l'vne & de l'autre humeur meslees , il est louable,

ble,

ble, mais on ne le peut pas ayſément
comprendre, ſi ce n'eſt par ſes conditions & effeĉts.

Le cheual qui a l'eſpy auecques ce
qu'on appelle Spada Romana, ſur le
col, pres des crins, ſera heureux, & de
tant plus qu'il paſſera plus eſgalle-
ment d'vn coſté à autre, & encores
eſt meilleur ſigne quand il l'a ſur le
front, & choſe trop digne d'eſtre no-
tee: car cela ſignifie vn courage franc
& pur, & qui ſera tres heureux en ba-
taille.

Et quand le cheual a ce ſigne aux
deux hanches derriere, à l'endroit du
tronc de la queüe, là où le cheual ne
ſe peut regarder, il eſt excellent : &
quand bien il auroit ailleurs tout
mauuais ſigne, ou balſane, ceſte heu-
reuſe marque en corrigera le mal-
heur, non ſeulement en partie, mais
peut eſtre du tout.

Toutesfois quand l'eſpy eſt ſur l'eſpaule,

paule, ou fur le cœur, ou en autre endroit des flancs, ou en lieu où le cheual le puiſſe voir, c'eſt vn treſmau-
uais & malheureux ſigne & tout cõ-
traire à celuy que i'ay dit : meſmement quand il ſe trouue plus pres du
cœur, ſoit vers la partie de deuant,
ou vers celle de derriere. Et toutesfois, prenez aduertiſſement que ie
n'entens parler des eſpys, qui ſont
ordinaires: & que tous cheuaux ont:
mais de ceux que la nature produit
hors de ſa couſtume, & comme par
accident.

Et combien que le cheual ſoit de
bõ poil, & qu'il ſoit bien marqué de
bõs ſignes, par leſquels il ſe monſtre
eſtre de forte complexiõ, & non ſeu-
lemét de bóne volonté, mais auſſi de
plaiſans & heureux exercice: Si eſt-il
neantmoins neceſſaire que ſes membres ſoyét iuſtes & formez auec leur
deuë proportion, autrement ſa vertu

ne

ne feroit accomplie.Pour lefquelles
chofes fçauoir & fatisfaire à voftre
defir, i'en diray en brief ce qui me
femblera feruir à leur cognoiffance.

Et commençant aux parties d'en-
bas aufquelles pour la raifon l'Ef-
cuyer voulant cognoiftre vn cheual doit premierement affeoir l'œil
& le iugement, Ie dy que le cheual
doit auoir la corne des ongles lice
& douce, non afpre ny rabouteufe,
& la doit auoir noire, large, ronde,
feiche & caue: & quand bien elle
feroit molle, ayant le talon ample,
elle n'en fera que meilleure, & fera
grand figne de legereté:la raifon eft,
pource que le poullain eftant aux
champs, des le iour qu'il naift commence à marcher plus legerement,
pour la debilité de fes ongles fur lefquelles il fe fouftient, & ne s'y ofe
affermer, ne fier, ny gueres repofer,
les fentant tendres, parquoy il les va
espar

eſpargnant, & s'aidant le plus qu'il peut de l'addreſſe des iambes & de l'eſchine.

Il doit auoir les couronnes deliees, & neantmoins aſſes garnies de poil.

Les paſturons cours, & non trop couchez, ny auſſi trop enleuez : car en ceſte ſorte il ſera fort par bas, & non ſi facile à broncher deuant.

Les ioinctures groſſes, & s'il y a vne trouppe de poil derriere elles, ce ſera ſigne de force.

Les iambes droites & larges.

Les bras nerueux auec les canons (qui ſont ce qui eſt entre les paſturons & le genouil)courts, egaux, iuſtes & bien faits.

Les genoux gros, mais deſchargez & vnis, qui monſtrent tous les nerfs & les veines.

Quand le cheual ſe tient ferme & ioinct, il faut que les iambes ſe tiennent auec plus d'eſpace entre elles

vers

vers le haut que vers le bas.

Les espaules longues , & large , &
bien fournies de chair.

La poictrine large & ronde.

Le col ne tienne pas trop du court:
mais pluſtoſt du long , tant qu'il ſoit
plus tédant à trop de longueur qu'à
trop de racourciſſemét, ſoit gros vers
la poictrine, & fait en arc vers le mil-
lieu & delié pres de la teſte.

Les oreilles ſoyent petites & har-
dies ou bien droite,& aigues , auec-
que iuſte longueur , & ſoyent large
plus ou moins ſeló qu'il ſiera mieux
à la taille dont il eſt.

Le front ſoit ample , ſec & deſ-
chargé.

Les yeux noirs & gros.

Les ſalieres de deſſus es ſourcils
ſoyent pleines,& ſortátes en dehors.

Les maſchoires deliees & maigres

Les nazeaux ouuers & enflez , &
qu'a trauers ſe voyé le vermeil de
de

dedãs, à fin que respirer luy soit aisé,
& soit cause de plus longue aleine.

La bouche grande & bien fen-
due. Et en fin toute la teste prise ensemble de rencontre, doit estre longue seiche & en façon de celle d'vn
mouton.

Mais si cest vn genest ou cheual à
la legiere, il doit auoir petite teste,
auec les autres qualités que i'ay dites, fors que la semblance du moutõ.

Les crins soyét rares & clair-semez
& longs. Non pourtãt que ie ne blas-
me l'opinion de ceux qui veulent les
crins espais: car ils sont à estimer, &
s'ils sont crespés, ils signifient plus de
vigueur, & s'ils sont gros, le cheual
doit estre de robuste nature: mais
d'autãt plus mõstrent ils de bon sens
que plus ils sont deliez, & ensemble
la legereté & disposition du cheual
auec vne delicatesse non trop suffisante à porter grande peine.

F

L'os qui eſt ſur la fin du col & des crins au commencement de l'eſchine deuant le premier arſon, qui en Italien ſe nomme-il garreſe, & en François le garrot, non ſeulement ne ſoit poinctu, mais ſoit quaſi droict & eſtendu, & que là ſe voye le departement des eſpaules.

Le dos ſoit court & non eſleué en voute, ny enfoncé auſſi.

L'eſpace qui eſt entre la fin du dos & la croppe où ſont les reins, que les Italiens appellent lombi, ſoit rond, & eſt de tant meilleur, que puis il eſt vny & pleins vers l'eſpine du milieu.

Laquelle eſpine ou eſchine veut eſtre double & vuidee en canal.

Les coſtes larges & longues, auec petite eſpace depuis la coſte de derriere iuſques à la pointe de l'os de la hanche, que les Italiens appellét nodo, C'eſt à dire, neud.

Le

Le ventre long & grand, auec raisonnable proportion, & soit comme caché de costes par dessous.

Les flancs pleins, aupres desquels y a naturellement en tous vn espy de chacun costé. C'est espy là, tāt plus il monte haut par dessus ledit neud, ou poincte de l'os de la hāche, tant que l'vn regarde l'autre, tant plus il monstre que le cheual sera legier.

La croppe rōde & vnie, vn peu pā-chante auec vn canal au milieu, & qu'il y ait grande distance de neud à neud, c'est à dire de la pointe de l'vn des os des hanches à l'autre.

Les cuisses longues & amples, auec les os bien faits, & force chair par dedans & par dehors.

Et s'il a les iarrets secs larges & estendus & les vuideures de dedans (que les Italiens appellent falci) bien courbes & amples, en maniere d'vn cerf, par raison, il sera viste &

les iarrets courbes, & lefdits fal-
fes, ou vuideures eftandues, il fera
naturellement voyageur & bon che-
mineur.

La queuë foit bien fournie de poils
& longue iufques à terre, auec fon
tronc gros & de iufte mefure, & qui
commence de bié haut vers la croppe. Puis foit bié affis entre les cuiffes.

Cóbien qu'il y en ait qui veulent
qu'elle foit rare de poil. Et fi les poils
de la queuë font vuides & crefpés,
c'eft vn figne bien à eftimer.

Les couillons auec le mébre foyét
petits, combien qu'aucuns cheuaux
de prix fe voyent les auoir grands:
mais ie parle felon la raifon de la
phyfionomie, & ce que le plus fouuent l'experience nous monftre.

Et nottez que tous fes membres
veulent correfpondre à la grandeur
de fon corps, & fe cóformer au cerf,
lequel eft plus haut derriere que deuant

uant.

Toutesfois estant plus bas deuant que le deuoir ne requiert, il seroit dangereux au courir.

Et doit-on grandement estimer vn cheual qui a cœur & qui est legier: quand bien il ne seroit pas si fort:car cela luy vaut mieux que la force, veu qu'estant fort & n'ayant point de cœur n'y d'adresse,il n'aura nul bon effect ny grace à se manier: là où le legier & courageux estát mis en besongne sera iugé le mieux faire,& sera plus aggreable que le fort,& si durera plus:mais le cheual qui à l'vn & l'autre est singulier & peut estre tenu grandement cher.

Au surplus i'estime que vous aurez plaisir d'entendre que l'eschine du cheual a en soy quatre qualitez.

La premier est,quand elle est foible & le laisse & abandonne, branlát fort quand il va, & faisant le trot à deux fois,que les Italiens appellent nauigari lombi.

La seconde est, quand le cheual lors que on vient à le cheuaucher, se r'acropit & amoncelle tout,courbant l'echine, que les Italiens disent agruppar.& far schena da gatto, & autant en faict il quand on le veut manier à remises,ou quand on le galoppe:qui est sigue que pour mieux ne pouuoir, il faict ce qu'il peut & met ce qu'il a de forces ensemble, puis ayant quelque téps vse de ceste façon ne pouuant plus y fournir,il se laisse aller & réprend son port naturel qui monstre sa foiblesse : Ce deffaut, icy encores moindre que l'autre.

La tierce, est quand il est dur & ferme, fans se hausser ny baisser de l'eschine,tellement qu'il se monstre comme vn cheual de fer,cestuy là est à estimer grandement.

La

La quatriefme eft, quand non feulement il fe monftre dur & ferme de
l'efchine mais encores il fe affem-
ble & r'accroppit, tant à fin que au
cõmencement, & parauenture faict,
ainfi toutes les fois qu'il eft mis en
befongne, ou s'il ne le faict, fi faict
il toufiours fentir fa force viue en
foy mefme, tellement qu'il fe trouue
le premier entre tous, par fa grande
force & roideur.

Et ne penfez que le cheual pour
eftre bien proportionné & compo-
fé de la nature, puiffe de foymefme
venir à la perfecton des œuures à
quoy il doit eftre employé fans le fe-
cours & la doctrine de l'homme, il
faut auecques art & induftrie luy
refueiller les mẽbres, & tirer de luy
les vertus qu'il a cachees, & vfant
peu à peu de bon ordre & de bonne difcipline, on viendra bien toft
à cognoiftre plus ou moins ce qu'il

F 4

aura de malice ou de bonté , que
si l'art de celuy qui le fera est faus-
se , il luy empeschera & couurira
routes ses naturelles vertus : aussi si
elleest selon raison , il suppleera &
rabillera en beaucoup de parties , les
choses où nature luy auoit esté,de-
faillant.

Doncques à bon droit selon quel-
ques vns fut le cheual nommé par
les Latins , equus, qui est à dire iuste : car sans point de doute il requiert vne grande mesure & iusti-
ce & le doit on rendre iuste au
pas , iuste au trot, iuste au galop, iuste à la carriere, iuste au maniement,
iuste aux sauts , iuste de teste & de
corps à l'arrest & au parer , & iuste
quand il se tient coy , & de repos.
Somme, qu'il se conforme à la volõ-
té de celuy qui est dessus. Dauantage il doit auoir le pas esleué , le trot
libre , le galop vigoureux,la carriere
viste.

viste le maniement seur & prompt,
les bons monstrans disposition &
fermeté de reins, l'arrest legier, à la
teste, & au col fermeté perpetuelle,
& à la bouche felicité & bon appuy,
qui est le fondement de toute sa perfection.

Desquelles conditions le maistre
tirera plaisir & seruice, & l'Escuyer
honneur & reputation.

Fin du traicté des Signes des chenaux:
Faict en Italië par le Seigneur Fran-
cisco Villa, Gentil'homme de la
chambre du Roy, à la requette de
Monsieur le grand Escuyer de Boisy
& presenté Au Roy.

F 5

DE LA NATTVRE DES CHEVAVX,

ENSEMBLE LES REME-
des de plusieurs mala-
dies qui peuuent
aduenir ausdits
cheuaux.

*Composez par Iordain Thenand, maistre
de la Cheualerie de l'Empereur,
& le tout bien approuué.*

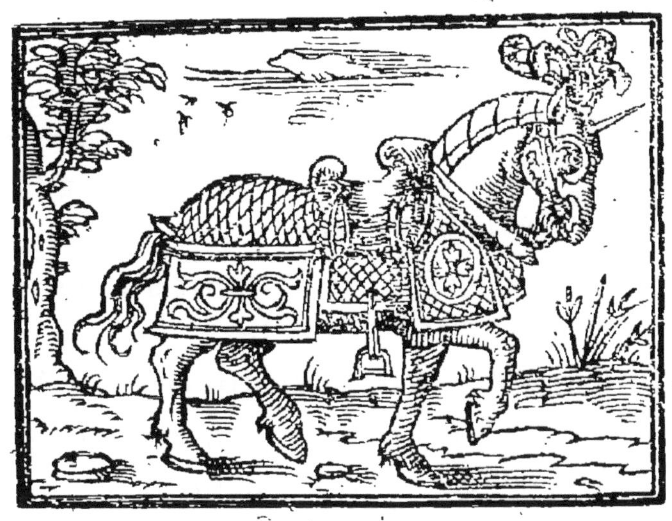

A LYON,

Chez PIERRE RIGAVD ruë Merciere
au coing de ruë Ferrandiere.

1612.

DE LA CREATION
D'VN POVLAIN.

CHAP. I.

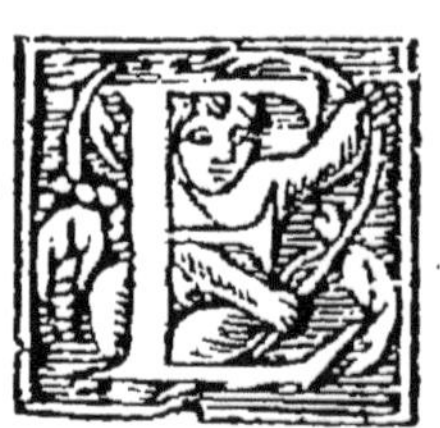N ceste partie premiere voulons dire & parler de la creation d'vn poulain, lequel soit engendré d'vn estalon. Et notez que l'estalon doit estre gardé de cheuaucher & de labourer, & doit l'estallon saillir la iument en l'estable, pource qu'il la saillira à greigneur labeur, & iettera le germe plus parfaictement au ventre de la iument : & en sera le poulain plus grád & gros, & plus parfait. L'estallon doit saillir la iument au téps que les herbes naissent : pource que la iument donnera plus parfaictement du laict à son poulain & tout ce qu'il

luy

luy fera meſtier : & ce eſt ſemblable
choſe de verité, pource que le poulain fera touſiours nourry en abon-
dance de laict & d'herbes, & aura le
corps plus gros, & les membres plus
longs. Et ne doit la iument eſtre trop
maigre ne trop graſſe : & doit hanter
aux montaignes & lieux pierreux, &
le poulain aūra les pieds plus durs,
pour la continuance: car les Philoſo-
phes diſent que nature & accouſtu-
mance en œuure font toutes choſes.
Et ne doit point la iument, laquelle
eſt pleine, eſtre enfermee ne nuict ne
iour, outre ſa volonté, car pour la ſoif
ou pour la faim elle pourroit ietter
ſon poulain pluſtoſt qu'il en fuſt téps,
& doit eſtre ſeuré à deux annees. Et
cuide qu'il ne vaudroit que mieux
d'aller aux herbages : car le corps &
membres du poulain s'en maintien-
dront mieux, & en feront les iambes
plus nettes de toutes ordures, & de

toutes

toutes mauuaises infirmitez.

La maniere de prẽdre vn ieune cheual,
Chap. II.

Et ceste seconde partie ensuyuant
sera declairé, comment on doit prendre le poulain, on doit mettre en son
chef vn cheuestre de cuir fort, apres
qu'il est accoustumé d'aller apres les
autres : & faut que le cuir soit mol.
Apres soit lié de deux resnes, & les
deux pieds de deuát soyét lassez d'v-
ne pacture de laine, & d'vn des pieds
de derriere soit lié d'vne corde de
chãure, & soit appelle trauail, que le
poulain ne puisse aller en nulle maniere, pource que la santé des iambes
en est mieux gardee. Et le lieu où le
poulain couche, soit continuellemét
nettoyé. Et soit fait bonne lictiere
pour luy biẽ aduiser de pres. Soit me-
né hors de l'estable, biẽ matin, & luy
frotter tout le dos, & l'estriller selon
qu'on verra mieux à faire : apres menez

nez le boire à l'eau, à petits pas. Et
soit de matin en l'eau, par l'espace de
deux heures, iusques au genoux ou
vn petit au dessus des genoux: pource que la froideur de l'eau restraint
les humeurs, & ne les laisse descendre: Car par aduenture pourroyent
faire aucunes infirmites, qui souuét
aduiennét aux iambes des cheuaux.
Apres que le poulain est venu de
l'eau, ne soit mis en l'estable, iusques
à ce que les iambes & les pieds luy
soyent essuyez, que les fumositez ne
fissent descendre aucunes mauuaises
humeurs aux iambes desdicts cheuaux. Apres le poulain doit manger
bas deuát ses pieds, si qu'à peine puisse prendre sa goullee: Car pour manger bas, la teste du poulain deuient
maigre: & le col luy deuient lóg, dót
il sera plus beau à voir, & les iambes
en deuiendront plus grosses, & en
sera le poulain plus fort, & plus sain.

Le

Le poulain doit manger paille,
foin, orge, & auoyne, herbes, & toutes choſes qui ſont naturellement
pour, prouende de cheuaux, herbe,
& foin, faict naturellement croiſtre
les membres, & engroſſit le corps du
poullain, & aux cheuaux qui ſont
parfaits d'aage, ſoit donné à manger
paille & orge, par raiſon.

Pour nerf feru: prenez le plus vieil
coq que vous pourrez trouuer, & le
fendez par deſſus l'eſchine, & à tout
la plume mettez au cheual, là où eſt
le nerf feru, & il guerira.

Si le cheual a tranchaiſons.

Chap. 3.

Si le cheual a tranchaiſons, ou dou-
leur de ventre, pourquoy il tourne çà
& là. Saignez le du palais, de la veine ſous la queüe. Et quand vous l'aurez ſaigné du palais, prenez garde s'il
tire le ſang à luy, ainſi que s'il croiſt,
c'eſt ſigne de gueriſon. Et s'il le laiſſe

fe choir negligémét, comme mort &
qu'il ne le tire point à luy, c'eſt ſigne
de mort. Or luy liez deſſous la bou-
daine du Cru bruſlé: Car il ayde bié
& recóforte nature. Ceſt le premier,
à ſçauoir s'il viura ou mourra. Et y a
vn autre ſigne, regardez s'il a les o-
reilles pédans & les yeux larmoyans,
c'eſt choſe approuuee qu'il ſe meurt.

Item pour cheual qui a tranchaiſons, prenez des oignons & hachez
bien menu & les mettez cuire auecques vieil oingt, puis le faites aualler
tout chaud au cheual.

Pour guerir grauaux. Cha.4.

Pour guerir grauaux, prenez lie de
vin & du vieil oingt pourry, & le
mettez enſemble ſur le mal, & luy
laiſſes trois iours.

Pour crappe. Chap.5.

Pour guerir cheual qui a viue
crappe: prenez ſoulfre vif, & de la
coupperoſe, & broyez enſemble, &

vn peu de fleur & d'huile de chenè-
uis, & meſlez tout enſemble. Et de ce
oignez le cheual où eſt la crappe.

Pour Mule tranſuarſaine. Chap. 6.

Pour vne mule tranſuarſaine: prenez des plus rouges oignós que vous
pourrez trouuer, & de la mouſtarde
& broyez tout enſemble, puis de ce
faites vn emplaſtre ſur la mule, & luy
laiſſez trois iours, puis loignez de
vieil oingt pourry.

Pour le mal de langue. Chap. 7.

Pour cheual qui a mal à la langue:
prenez vne cloche d'airement & la
mettez cuire & en faites poudre, &
prenez du miel & de la fleur & battez tout enſéble, & oignez la lãgue.

Pour courbes. Chap. 8.

Pour cheual qui a les courbes: Fai-
ĉtes ſur chacune courbe quatre ou
cinq rayez de feu. Puis prenez vn
peu de cire vierge, & de ſaing doux,
& fondez tout enſemble: & de ce oj-
gnéz

gnez luy lefdites courbes.

Pour espauains. Chap. 9.

Pour cheual qui a les efpauains ferrez luy les veines au deffous des efpauains, & luy cuifez en guife d'vn grain
de fugiere, & luy oignez d'vn peu de
faing doux , & par deffus de chaux
viue.

Pour farcin. Chap. 10.

Pour farcin cordé, couppez & gardez les veines : puis prenez des e-
ftouppes, & les hachez, & vieil oingt.
Et coufez dedans la playe trois ou
quatre poinéts. Et quand les poinéts
feront pourris, lauez la playe de vin
blanc , & puis mettez deffus de la
chaux viue.

Pour pieds eftonnez. Chap. 11.

Pour cheual qui a les pieds eftonnez atachez luy les pieds iufques à
ce qu'ils foiét pres de la roufee: & luy
faites deux hauts retours , & prenez
du vieil oingt, & de la fleur, & bouil-

lez enſemble, & luy mettez au fons
des pieds, ſi chaud que vous y pourrez ſouffrir la main & y mettéz de la
fiente deſſus, & l'y laiſſez quatre ou
cinq iours, ſans remuer.

Pour enfontures, Chap. 12.

Pour guerir cheual d'enfonture,
mouillez le cheual d'eau, & le couurez treſ-bien, puis le faites ſaigner
des paſturons & luy donnez à boire
ſon ſang auec ſon eau.

Pour cranche. Chap. 13.

Pour guerir cranche, qui vient à
cheuaux, Prenés barbion & orties
grandes & broyés enſemble & de-
ſtreinpés d'eau, puis faictes bouillir icelle eau & en lauez treſ bien le
cheual.

Pour yeux troubles. Chap. 14.

Pour guerir cheual qui a les yeux
troubles, prenez gingembre & ca-
nelle enſemble, & en faites poudre
& le ſoufflez chacun veſpre à tout,

viii

vn bouchot és yeux du cheual, tantoſt ſera guery.

Pour crappe viue. Chap. 15.

Pour guerir cheual de viue crappe
en autre maniere que deuant eſt eſ-
cript prenez caneſſon & foille enſemble & deſtrempez de mouſtarde,
& le faites bouillir ſur le feu en vne
poiſle de terre & tout chaut le mettez
ſur le mal, & le liez tres-bien, & ce
iour ne menez poit le cheual à l'eau.

Pour les playes du dos. Chap. 16.

Pour guerir playes ſur le dos, prenez auoine & febues, & les ardez en
poudre ſur le feu en vne poiſle de fer
& de ceſte poudre mettez ſur le mal
il guerira.

Pour la veüe. Chap. 17.

Pour cheual qui a groſſe teſte,
dont la veüe eſt troublee : ſeignez le
ſouuent de la veine de deſſus l'aureil-
le & il amendera.

G 3

Pour boße en la gorge : Chap.18.

Pour guerir cheual qui a boße, deſſous la gorge : prenes auoine & A-
che, & broyes enſemble, & friſes a-
uec vieil oingt vne poiſle de terre ſur
le feu & de ce oignez la boße, & il
guerira.

Pour mengiſſons. Chap.19.

Pour guerir cheual de mengiſſons,
prenes vne herbe appellee Baieul, &
graine de fenoil, & broyes enſemble, puis mettés en l'oreille du cheual & il guerira.

Pour gueulle eſchauffee. Chap.20.

Pour guerir cheual qui a la gueulle eſchauffee, dont il laiſſe à manger
prenés fort vinaigre, & vn peu de
ſel, & luy laués tresbien & ſouuent
la gueulle.

Pour pourferure. Chap.21.

Pour cheual pourferu, gardés qu'õ
ne s'apperçoiue, prenés ſauge menue & cõſierge, & les broyés enſemble

ble, & destrempés d’eau, & faites
bouillir icelle eau, & quand elle sera
refroidie si faites boire ladite eau
à vostre cheual, & ne luy donnez à
manger iusques a trois iours que ge-
nestes verdes & le cheuauchez &
nul s’en apperceura.

Pour coup de cheual. Chap. 22.

Pour guerir cheual frappé d’autre
cheual. Prenez mye de gros pain de
froment leué, & mettez bouill r
auecques vinc blãc, puis prenez glai-
re d’œuf, & battez tout ensemble,
& mettez tout chaut sur la rexibeu-
re, & tantost desenflera & guerira.

Pour recuirer sur le dos. Chap. 23.

Pour recuirer playes sur le dos.
Prenez vieux soulliers de Courdon-
niers, & les bruslez en poudre, &
mettez sur la playe & tantost elle re-
cuirera. Item à ce mal mesme : Prenez poudre de chien, & mettez sur la
playe & il guerira, Item fiente de ge-

line soit arse & mise en poudre, & de ceste poudre mettez sur le mal, & il guerira.

Pour playes. Chap. 24.

Pour guerir & recuirer playes, est aussi bon le ius de Sehus & des tendrons de dessus. Item est aussi bon le ius d'vne herbe nommee Celidoine c'est assauoir Esclere.

Pour surots. Chap. 25.

Pour oster surots à cheuaux, braslez le poil dessus se surot, & puis le pointez d'vne alesne trois ou quatre fois, tant qu'il en isse trois ou quatre gouttes de sang. Puis prenez d'vne herbe appellee Yere, & la broyez tres-bien, puis la liez sur le surot, & gardez que ce iour ne voise à l'eau.

Pour molettes. Chap. 26.

Pour guerir cheual de molettes, prenez limise & cresson de fontaine & les broyés ensemble & destrempez de vin blanc & mettez bouillir,

&

& tout chaud le mettez fur la nerf,
s'il a boſſe mettez y du Bru de froment & il guerira.

Pour les dos eſchauffé. Chap. 27.

Pour guerir cheual qui a le dos eſchauffé, enflé de la ſelle, prenez foin
& lardez en poudre, & prenez eſcloy,
donnez ceſt vrine & bouillez enſemble & le mettez tout chaud ſur le
dos du cheual & le couurez tres-
bien.

Pour roigne.   Chap. 28.

Pour cheual roigneux au Haſterel
ou ailleurs, prenez les boutons d'vn
vert bois qui s'appelle Bif, & croiſt
en tous temps par houpes ſur les ar-
bres, & le mettez cuire en leſſiue, &
de ceſte eau lauez le cheual où la
roigne eſt, & ne le laués point trop
fort: car il caueroit trop profond, &
tantoſt il guerira, & auſſi feront, toutes autres beſtes,

G   5

Pour cheual qui a couilles enflees.
Chap. 26.

Pour cheual qui a les couilles enflees, prenez lie de vin & commin
à grand planté, & febues qui ayent
esté fort boullies sur le feu, desquelles vous osterés, l'escorce, & mettez
toutes ces choses cuire en fort vin
aigre. puis mettés entre deux draps
linges & emplastres si chaud qu'il le
pourra souffrir & le faites au matin
& au vespre.

Pour oster surots en autre maniore.
Chap. 30.

Pour oster les surots à cheuaux en
autre maniere que cy deuant est dit,
prenés Sauon, chaux, & vert de gris
autant de l'vn comme de l'autre, &
destrempés le sauon de l'vrine d'vn
homme, puis tondés le Surot tout
autour, & en liés vn emplastre dessus & il guerira.

Pour

Pour cheual qui a veüe trouble.

Chap. 31.

Pour cheual qui a trouble veuë
ou qui est blesse és yeux pour les esclaircir, prenez vne herbe qui est appellee esclaire, & la broyés & en pre
nés le ius , mais premier laués les
yeux du Cheual & mettez le ius de
ladite herbe en vne espuette és yeux
du cheual & vous verrés tantost la
veuë esclaircir.

Pour faire aller cheual. Chap. 42.

Pour cheual refusant à l'esperon
faire aller auant & oster ceste maniere, regardez si vous luy pourrez manier les couilles: & les liés d'vne bien
large lisiere de drap , puis mótes dessus : s'il ne veut aller tires par ladite
lisiere & tantost ira tant qu'il pourra.

Pour guerir malandres. Chap. 32.

Pour guerir malandres prenes esclaire , ache morelle, & broyes ensemble. Et prenes le ius: puis prenes
sain

sain de resine & vif argent & meslez tout ensemble, puis ostez le poil de dessus la maladie, & faictes vn plastrel des herbes dont vous aurez traict le ius & liez sur le mal, & le l'endemain l'oignez de l'oignement dessudict.

A ce mesme, fiente de geline fraische est bonne à frotter chacun iour sur la malandre.

Pour faire croistre le pied d'vn cheual. Chap. 32.

Pour agrandir le pied d'vn cheual prenez huile d'oliue tourmentine, miel, sein de porc, autát de l'vn comme de l'autre, puis prenez d'vne once de sang de dragon, & incorporez tout ensemble, & y mettez ciré neufue, & en oignez la corne du cheual.

Item graisse de cheual bien battuë & oindre le pied, si le fait croistre.

Pour

our amander vn mauuais pied.
Chap. 34.

Pour amander vn mauuais pied, prenez couanne de lar , & en frottez souuent le pied du cheual.

Item à ce mesme, sain de porc masle mis dedans le pied du cheual, & par dessus fiente de vache.

Item pour cheual qui a mauuais pied à aller en chemin , prenez du lard & le mettez en vn drap de linge moüillé, & le cuisez en braise, & le laissez bien cuire , & quand il sera bien cuit , oignez les creueures des iambes & pieds il guerira.

Pour guerir de nerf feru. Chap.35.

Pour guerir cheual de nerf feru, prenez quatre onces de saing de cheual vne once de saing de porc, vn quart de liure de miel en grappe , de sang de dragõ deux onces, vne escuelee de farine de fromét la moitié d'autant de serment de vigne , & quatre

pots

pots de lye de vin, & meſlez enſemble en vn pot de terre, & prenez du
ſaing de cheual, du boulet du pied, &
vne douzaine & demie d'œufs à tout
l'eſcaille & les rompez, puis prenez
vn pot de vinaigre auec deux pots de
vin blanc : Et quand vous aurez mis
voſtre pot ſur le feu, ainſi comme il
diminuera le mouuerez d'vn baſtó, &
fillerez ledit vin blanc & vin aigre
dedans tout à loiſir. Et le faut laiſſer
ſur le feu l'eſpace de ſix heures, & le
muez touſiours tant qu'il ſera ſur le
feu : Et faut prédre vne peau de mouton pour faire l'emplaſtre, qui ſe pré-
dra ſur le pied iuſques au genoüil : Et
faut oindre le cheual depuis le pied
iuſques à l'eſpaule par tout, & le faut
laiſſer neuf iours ſans y toucher,
& s'il n'eſt guery au premier
emplaſtre il le ſera
au deuxieſ-
me.

Pour

Pour cheual qui a rongnes aux iambes.
Chap. 37.

Pour cheual qui a vne rongne dót il a les iambes grosses, & entreprises & enflees, vous prendrez demy quarteron de litige d'or, demy quarteron de soulfre vif, demy quarteron de vert de gris, vn sisain de vif argét, demic liure de vieil oingt, puis cuisez douze œufs tant qu'ils soyent durs, & ostez les escailles, & encores douze autres œufs crus, & de la viue chaux estainte de vin aigre, & battez tout ensemble, & quand tout sera battu & diminué, vous en oindrez les iambes du cheual, & l'enuelopperez d'vn drap de linge, & le lierez tres-bien, & le laissez sans le remuer iusques à quatre iours.

Pour guerir cheual rippeux. Chap. 38

Pour guerir cheual rippeux, prenez de son escloy, c'est de son vrine,

&

& faites boüillir, & l'en lauez chacun
iour.

Pour cheual qui a mauuais ongles.
Chap.   9.

Pour cheual qui a mauuais ongles
& fec , prenez du fuif de mouton &
le fondez auec cire, encens, miel , &
farine de froment , & battez enfemble,& de ce oignez les ongles , &
tantoft amendera voftre cheual.

Pour guerir cheu il du cor. Chap. 40.

Pour guerir cheual du cor, prenez
miel & farine de froment , & battez
enfemble, & de ce oignez le cor , &
tantoft cherre.

Pour cheual deffolé qui a fait pied nou-
ueau. Chap. 41.

Pour cheual deffolé qui a fait pied
nouueau pour faire tantoft reuenir le
fabot, prenez fuif de mouton ou de
bouc, & de mouton qui porte rouge
fleur, & broyez enfemble, puis mettez fur le pied du cheual, & luy liez

tres,

tresbien, & tantost le sabot reuiédra.
Pour cheual qui a gros genouil.
Chap.42.

Pour cheual qui a gros genouil de
regibure, ou quand on s'apperçoit
que l'espauain y veut venir, prenez
suye de cheminee de la plus dure, &
de la paste à faire le pain, & destrempez d'huile d'oliue, puis le liez sur le
genouil: & tantost vous verrez la
iambe desemfler, & l'espauain aller.
Pour morue. Chap.43.

Pour guerir cheual morueux, prenez vne herbe nõmee Rafle, & d'vn-
ne autre nommee Yerre, autãt de
l'vne comme de l'autre : & prenez
beurre & aulx, & broyez ensemble,
& en faites pillules aussi grosses que
galles, puis prenez le cheual par la
lãgue, & luy auallez au corps huit ou
dix de ces pillules l'vne apres l'autre,
& luy oignez la gueule: puis montez
sur ledit cheual, & l'eschauffez tant
H

qu'il efproüe & iette fur les narines,
& par la gueulle la morue : puis le
menez à l'eau, & ne le laiffez point
boire iufques à ce qu'il aura bouté
fon mufeau en l'eau par quatre ou
cinq fois,& qu'il foit tres-bien laué,
puis le laiffez boire,& luy continuez
fept ou huict iours de iour en iour,&
il guerira,fi la morue n'eft engédree
de ieuneffe.

Pour farcin.   Chap 44.

Pour guerir cheual d'entreprendre
farcin,& auffi pour l'é guerir,prenez
dix ou douze plantes d'herbe appellee Vit d'Afne, fans bráche. Car celle qui a branche ne vaut rien, & feló
ce que le cheual fera fort entaché de
la maladie, prenez des plantes de la
dite herbe,& les rompez par pieces
& mettez cuire en vne grande chau-
diere auecques gráde quátité d'eau.
Et quand elle fera refroidie , gardez
qu'il ne boiue d'autre eau iufques à
neuf

neuf iours, c'est chose bien approuuee.

Item pour farcin faites engloutir
au cheual vne souris toute viue.

Pour engraisser cheuaux.
Chap. 45.

Pour bien tost faire vn cheual gras,
prenez des febues & les mettez
bouillir iusques à ce qu'il soit temps
de les purer. Et quand elles serót pu-
rees si en donnez à manger à vostre
cheual.

Item grain de froment tient en
graisse fort & tost.

Pour larmes des yeux.
Chap. 46.

Si les yeux du cheual larmoyent,
prenez fiente de Coulomb & en faites poudre, & destrempez en vinaigre, & en oignez les yeux du cheual.

Cy finist le liure de la medice.
des cheuaux.

H 2

LES
MALADIES
QVI PEVVENT
SVRVENIR AVX
Cheuaux auec les
remedes.

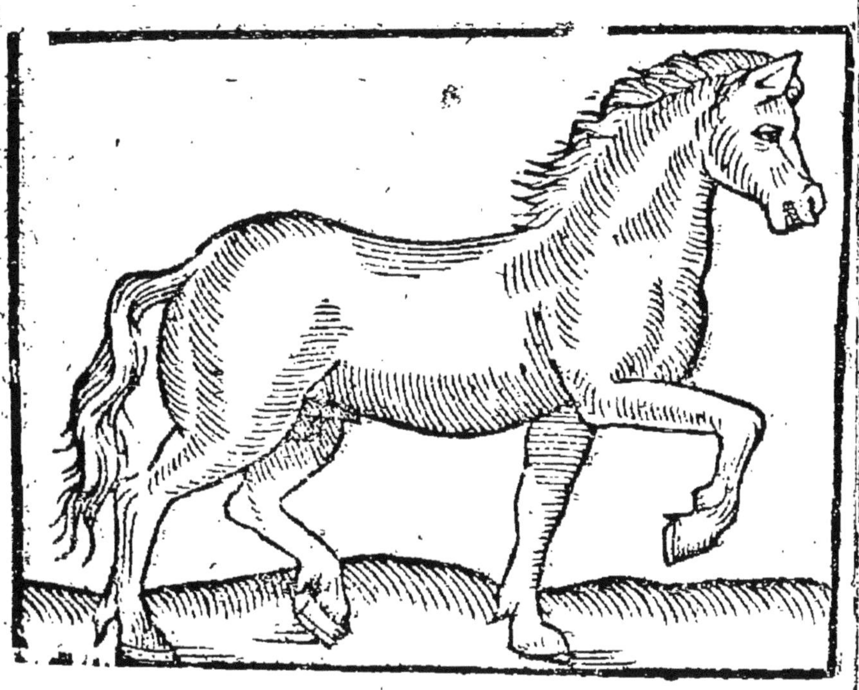

A LYON,

Chez Pierre Rigavd ruë Merciere
au coing de ruë Ferrandiere.

1612.

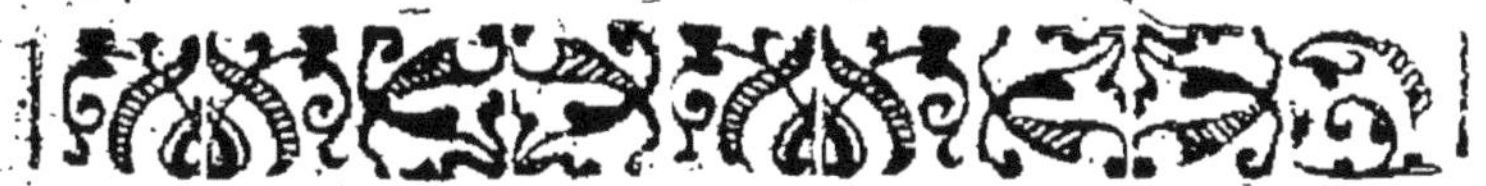

LES MALADIES QVI
peuuent suruenir à vn Cheual
auec les remedes.

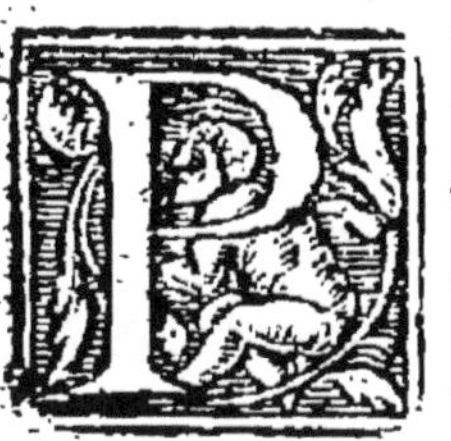Renez vn peu de souffre,
d'encens masle, nitre tar-
tre, escorce de fresne vi-
triol ver de gris de l'elle-
bore blanc & noir, aristoloche ronde
broyez & pilez tout ensemble auec
des moyeux d'œufs, & de l'hui'e
commune, & le tout b ouilly ensemble, engressés en le mal.

2 Prenez des meures nó meures, de
l'osle de cheual auec racine de meu-
rier, faictes tout bouillir ensemble,
& en lauez le mal, & si le mal vient à
s'ouurir, prenez sang de dragó, ius de
porreau, sel, poix, huille & viel oingt,
& en faictes emplaistre.

3 Prenez vne grande peau, & si lon

H 4

gue qu'elle couure les reins de la befte mais tout premier faut rafer le poil
de la partie doléte:puis faut piler enfemble du poliramini, de la confolde
grande,galbanum,fei armoniac,fang
de dragon, & fang de cheual fraiz ou
fec, & de la poix grecque, de maftic
oliban egalement,& en le pilant faut
incorporer auec aubins d'œufs,& de
la farine de froment,& l'apliquez fur
le mal.

4. Prenez vn coleuure & luy coupez
la tefte & la queüe,& du reftes faites
des morceaux & les faictes roftir a la
broche tant que la greffe commence
à diftiler,& l'appliquez fur la playe.

5   Prenez les trois pars de fiente de
mouton , & vne de fleur de farine de
bled,ou bien de feigle , & en fechez
la fleur,& la meflez bien , & faictes
cuire moyennement,puis l'appliquez
tiede fur le mal.

6 Pilez des choux fauuages ou do-
meſti

mestiques vers auec vieil oingt, &
mettez le tout sur le mal, montez sur
la beste & la cheuauchez moyennement, à fin que la medecine entre dedans, & dans peu de iours guerira.

7   Auec vn fer taillant faut inciser
& arracher la chair morte, puis faictes vne estoupade auec blanc d'œuf,
& le lauez auec vin tiede, & le oindrez de tel suif que voudrez.

8   Prenez vn fer chaud & pointu
comme vne alesne, & persez la chair
tout de son long, & trauersez ioignát
le corps d'vn costé & d'autre le col en
cinq endroit, & entre l'vne & l'autre des pertuis qu'il ait trois bós doits
de distence, & laissez y a chacun vn
feston quinze iours durant.

9 Dés que verrez croistre les estran-
guillons, piquez les sous la gorge, &
de matin puis couurirez la teste d'v-
ne couuerture de lin: & frotterez sou
uét de beurre toute la gorge, & spe-

H 5

cialement son mal.

10 Auec la lancette faut couper du
lóg des auiures&les arracher de fait,
puis prenez du drapeau de lin baigné
en blanc d'œuf, & laissez les reposer
trois iours,puis les pésez,comme sera dit du ver.

11 Faudra eleuer c'est ongle auec
vne menue aiguille d'yuoire, & la
couper du tout auec ciseaux, ou autrement, Faut rediger en poudre vn
lezard verd,& auec la poudre d'arsenic,l'apliquerez sur l'œil,car cela ró-
ge fort.

12 Prenez des os de seche,de tartre,
du sel gemne,autát d'vn que d'autre,
& le tout puluerisé:&auec vn tuyau
de plume le soufflerez dans l'œil, &
ferez cela deux ou trois fois le iours,
& plus si voulez.

13 Attachez estroittement au bout
d'vn petit batón vne piece de drapeau, & bien trempé & oingt de sauon

uon de Barbarie, & le fourrerez dans
les naseaux le plus souplement que
pourrez, & aussi habillement l'en re-
tirerez.

14 Prenez de l'orphin & du souffre,
& les iettez sur des charbons ardéts,
& que la fumee entre dás le naseaux
du cheual, à fin que les humeurs con-
gelez au cerueau se fondent & cou-
lent dehors.

15 Prenez vne once de fenu grec &
le laissez bouillir en eau tant qu'il se
creue, puis en la decoctió meslezvne
ou deux liures de farine de froment,
& en donnez à boire au cheual deux
fois le iour, & ne luy donnez autre
chose.

16 Tirez luy du sang des veines accoustumees des réples, puis luy ayát
appliqué vn cautere bien profond
soubs la gorge, y mettrez des tentes,
& par dessus vne estoupade trempee
en blanc d'œuf, & ainsi le faut laisser
repo

repofer par trois iours en l'eſtable, &
là boire & manger.

17　Auec vne biſtorie courbe bien
pointure & ardéte, fait ouurir l'éſlu-
re de l'ordre dès dērs de depant, & en
tirer tant de chair, que la biſtoire en
pourra comprendre : & ſi la maladie
eſt nouuelle auec peu d'enfleure, faudra auec la lancette tirer du ſang du
tiers rang d'entre les dents le deuāt.

18　Il faut bien frotter & nettoyer
le palaix, puis l'oindre de miel bouilly en cy boulles & froumage bruſlé.
Autre remede : il faut auec vn fer bié
ſubtil deſcharner le palaix, tant que
l'humeur gros ſorte aiſément dehors : & faudra eſtre pourueu des remedes.

19　Prenez de miel rouge, & de la
moëlle de porc ſalé, de la chaux viue,
& autant de poiure pilé, & faites le-
tout bouillir enſemble, le remuāt tāt
qu'il ſoit reduit en vngent, duquel

vous

vous mettez sur la playe deux fois le
iour.

20 S'il n'est besoing de faire inci-
sion, faudra guerir le mal auec miel
rouge, moéle de porc salé, autant de
l'vn que de l'autre, auec vn peu de
chaux viue, & autant de poiure pilé,
& le faut tout faire bouillir ensemble
pour le mettre sur le mal.

21 Auec vn fer bien agu, & tout
chaud, faut tirer du creux du palaix
les barbes, puis les couper tout bel-
lement auec les ciseaux ric du palaix.

22 Luy faut tirer du sang des veines accoustumees des deux arcs de
deuant, puis souz la poitrine lux faut
mettre des tentes suffisantes & bien
propres, les changeant deux fois le
iour, & les portera quinze iours entiers, comme il a esté dit du verd.

23 Faictes ce qui se doit dire des
espatuains, ou bien prenez les get-
tons d'alluine, de l'ache apparitoire,

&

& branque vrſine, pilez le tout enſemble, en y entremeſlant autant de vieil ſain, faictes le tout cuire enſemble, & le mettez ſur le mal.

24 Coupez le cuir tout du long du poil & de la quantité de la courbe, de lin trempé en vin chaud, & y poudrez du verde griz par deſſus, & ainſi continuerez tant qu'il ſoit guery. Auſſi le remede des iauars y eſt propre.

26 Faut cauteriſer ceſte partie & y mettre le feu, conuenablement ſelon l'exigence du mal de long & de trauers, puis les guerirez comme en os de Iauars: & ſachez que le feu porte remede a toutes infirmitez.

26 Faut tenir bonne piece le cheual de ſoir & matin dans l'eau froide & courante iuſques au genoux tant que les galles ſe reſſerrent, puis faudra faire ioignant les ioinctures cōuenables cautere, tant de long que
de

de trauers, puis le traicter comme
sauars.

27   Les faut cauterizer par cinq
fois auec vn fer large de tous les
deux costez:mais le faudra ouurir de
trauers vne fois seulement, s'il faut
besongner sous à genouil de la partie
interieure de la iambe:puis le guerir
comme des autres bruleures, ou
cauteres.

28   Coupe soudain le poil, & raze
le tout autour du mal;sur lequel iette de la chaux viue puluerisee,& faut
en faire autant tous les iours : mais
cependant ne doit entrer en l'eau,ny
auoir le pied mouillé, ny endurer le
feu,car ceste partie est fort nerueuse.

29   Pren du poiure, des aux,fueilles
de chou, du vieil oing, incorporez
cela,& le mettez sur le mal,&en peu
de iours il fera mourir le mal,ce que
i'ay esprouué souuent estre veritable.

30 Faut

30 Faut defcoourir l'encloneure, iufques au vif,& lauer auec du vinaigre, & faites bouillir du fel menu, & quatre fois autát de terebentine, puis la mettrez toute chaude dans l'ouuertare:& cefte infufion refroidie, y faudra mettre du fouffre puluerifé, diffout en vin , & l'enueloper d'eftoupes.

31   Prens racines de guimauue, de liz,de bouillon blanc, & les pilez enfemble auec du vieil oing affez,pour le tout faire cuire enfemble : puis mettez cefte decoction fur le mal, en mode d'emplaftre, en la cbágeant fouuent : mais premier faut tenir le lieu bien raz.

32 Fais vn tortis de laine graffe,& la trempe en vinaigre, & fuif de mouton, bouillis enfemble, tant que le tout foit efpez,que vous mettrez fur le pafturó le long de l'encheueftrure, bié lié,mais cháge deux fois le iour.

33 Il

33. Il ne faut point tirer du sang,mais mais medeciner le mal auec vn on-guent faict de figues de Barbarie & chaux viue & du vieil oing de chacun vne liure auec quatre onces de fleurs d'yſope,& le mettez ſus.

34. Il faut deſſoler la corne,& la tail-ler autour de l'encloëure, laquelle emplirez d'eſtoupes trépees en blanc, d'œuf: puis la guerirés auec ſel me-nu, & fort vinaigre, ou poudre de poix de galle, ou meurtres, ou len-tiſque.

35 Enleuez la peau, puis mettez deſſus de la farine bien meſlee & cuitte auec vieil oing, & faictes ain-ſi par deux iours entiers, en chan-geant deux fois le iour, puis y appli-quez de la chaux viue, ſauon & ſuif par trois iours, en changeant deux fois le iour, puis lauerez la playe a-uec vinaigre chaud, & y mettez deſ-ſus de la caprinelle tant que tout

soit guery.

36 Faut decoupper la corne par les extremitez tout autour & arracher la folle & laiffer faigner l'ongle à plaifir, puis mettre vne eftoupade d'aubins d'œufz & enuironner & lier le pied d'vne bande: & les deux iours paffez, faut lauer le mal de fort vinaigre vn peu chaud, & l'emplir de fel menu & tartre pilez enfemble, & l'enue-lopper d'eftoupes trempees en fort vinaigre.

37 Faut auec le fer cauer, tant les extremitez de la corne par dehors, que la veine maiftralle fe rompe & en laiffer aller tout le fang, puis empliffez la playe de fel menu, d'eftoupes abreuuees en vinaigre, & les liez en forte qu'elles ne tombent.

38 Faut tailler la corne fi autant qu'il fe face efpace conuenable entre la fole du pied & la figue mettez y de l'efponge, & le liez bien fort, de forte que

forte que le reſte de la ſoit mãgé iuſ-
qu'au tuyau.

39 Faut couper la corne iuſques
au vif, & mettre deſſus de la poudre
d'Aſphodilles   pour   mortifier   la
chair, puis faut cuire enſemble poudre d'oliban, mettre, ſuif de mouton
& cire tant de l'vn que de l'autre, &
en faictes onguent pour oindre le
mal deux fois le iour iuſques aux paſturons.

40 Lauez le pied & tenez l'entour du
mal bien ras, & en touchant auec le
doigt vous s'aurez s'il tend à apoſtu-
me:lors l'ouurirés,auec vne pointe de
fer pour entirer la boüe, puis prenez
de la fiéte de cheual ou d'oye, du vin,
du ſel, du vinaigre, dequoy ferez vn
emplaſtre qui enueloppera le mal, &
au tiers iour le deſlierez & prendrez
garde qu'il ne ſoit demeuré au fond
quelque cas eſtrange.

41 Tirez luy du ſang des pieds &

piquez la veine de la iambe de dehors
ou de dedans , & non du lieu ou fort
l'ongle puis lauerez la partie auec du
vin, & deftrempez du ius de prunelle
auec poudre & eau clere de galles , &
auec cefte ligueur pilez du viel
oingt & pois liquide : en forte que le
tout foit comme miel , & oignez de
cela le mal.

42   Rafez le lieu enflé, & prenez des
plus tendres feuilles d'abfynte , d'apparitoire , de blanc vrfine egallement
pillez cela auec du plus vieil oingt,&
le faictes bouillir en vn pot , ou y
mettrez du miel, de l'huile de lin , &
farine de bled , & le tout remuerez
tant qu'il foit bien cuit , & le mettez
fur le mal.

43 Faut piler le lieu , puis le lauer
auec vne decoction de mauues , fouffre , & fuif de mouton , & leur marc
foit mis entre deux linges & bien at-
taché du foir jufqu'au matin , & le
tout

tout ofté, faut oindre le lieu auec onguent faict de vinaigre, fuif de mouton, gomme de fapin, cire neufue, re-
fine, egallement, le tout boully enfemble, & oindrez les grappes de ceft
onguent auec vne plume deux fois le
iour.

44   Il faut arracher la louppe & tran-
cher tout l'entour à fin que du refte
ne furuienne putrefaction, puis faictes comme ha efté dict du mal du
poulmon.

45   Prenez fort vinaigre, de la craye
blanche bien pillée, & par continuel
mouuement faictes en pafte, en y
mettant force fel bien broyé, & auec
cefte pafte vous oindrez les couillons
deux ou trois fois le iour.

46 Prenez racine de guimauue, a-
uec l'efcorce bien pillee & cuitte, foit
mife fur le lieu deux ou trois ou quatre fois, puis par difcretion faut piler de la racine de mauue cruë, auec

femence de mouftarde, le tout me-
flé auec poudre de fiente de beuf cuitte en vinaigre, & le tout appliqués
fur le mal.

47   Prenez du fel bien pilé & en fau-
poudrez l'inteftin, & en mettez moyennement dans le mal, puis prenez
vn lardon faict en façon de fuppofi-
toire & le mettez dedans, & deffus y
appliquez des maunes bien cuittes
tant qu'il foit fain.

48   Auffi toft que verrez le nerf qui
commence à la tefte du iarret, & vn
ioignant la couronne du pied eftre
bleffé : donnez le feu à cefte enfleure
de nerf tant de long, que obliquemét
auec plufieurs & conuenables lignes
qui fuiuent le poil, & puis faictes ce
que i'ay dit au Iauard, en mettant
deffus de la fiante de bœuf par trois
iours, & puis l'oindrez d'huille bien
chaud, mettant apres de la cendre
chaude.

49 Dilatez

49 Dilatez la fistule & luy donnez le
feu & la bruslez auec le medicament
qui se fait de chaux viue tant qu'il
en tombe escars, car aussi tost qu'elle est modifié s'emplit de chair, & si
elle estoit fort cruse, aydez vous de
ferremens bien longs, & puis la me-
dicamentez.

5[Prenez sept onces de ius de racine
d'alphodille auec 2. de chaux viue &
2. d'arsenic puluerizé, puis le tout
broyez ensemble, mettez le dans vn
pot neuf bien couuert, & le faictes si
bien cuire que tout deuienne en cendre, que vous mettez sur le mal deux
fois le iour, mais deuant le faut lauer
de fort vinaigre.

51 Prenez cinq onces de suye, trois
de vert de gris, & vne d'orpin &
broyez bien tout, puis y adioustez du
miel autant que du reste, & ferez le
tout cuire en y meslant de la chaux
viue, en le remuant souuent tant

qu'il soit bien cuit & espais, & de cela oindrés deux ou trois fois le iour
les creuasses.

52 Quand le Iauard est au iarret, faut
cauteriser le milieu de l'enfleure du
long & de trauers , cela fait prenés
fiente de bœuf bié fraiche , & mettés
la sur le feu auec huille , & en mettés
vne fois dessus, & non plus , & faictes apres comme Surots.

53 Incorporés vne once de cendre
chaude, autant de chaux viue auec
du vin , & du miel , & premier qu'elles endurcissent mettés tout sur le
mal , & ainsi vous verrés si le mal est
reçeut, mais s'il est ennielly, dónés luy
le feu , & puis pensés la brusleure cóme les autres.

54 Prenés vn fer bien rond & chaud,
& luy donnés le feu vers l'extremité,
vous asseurant que par ceste brusleure les creuasses n'augmenterót point
ains diminueront.

                          55 Quand

55. Quand l'enfleure apparoiſtra en la partie du dedans du iarret, faut remontant la cuiſſe en haut, lier la veine fontanelle, & y donner vn coup de lancette, & laiſſez ſortir du ſang, tant qu'il n'en ſorte plus : puis mettez le feu ſus l'eſpauain de long & de trauers, & gueriſſez la bruſleure comme le Iauard.

56. Le poil oſté, lauez les de decoction de Mauues, auec du ſouffre, & graiſſe de mouton, puis prendrez le marc, & le lierez ſus leſdictes grappes ſoir & matin, puis faictes vn onguent de cire neufue, de terebentine, gomme arabic, egalement meſlez : & auec ledict onguent faut couurir le mal, eſtant le marc oſté, & ne le faut mener en l'eau.

57. Coupez le cuir au milieu, & ſous le mal, pourueu qu'il ait groſſe enfleuré, & faut eſmouuoir les humeurs qui ſont dans le cuir, auec vne

brochetté, pour les derompre, & les preffez fi fort qu'elles fortent, puis couppez le cuir fous l'enfleure, & mettez en la concauité de la coule vn fer chaud de fept en fept iours, & gardez de brufler le cuir.

58 · Faut taire le mal, & y mettre fus racines de guimaune, auec l'efcorce le tout cuit & pilé trois ou quatre fois, puis prenez femence de mouftarde, pilee auec racines maunes, & de la fiante de bœuf : le tout cuit enfemble, & meflez auec vinaigre, emplaftrez en le mal trois ou quatre fois.

59 Prenez leffiue bien forte, & y trempez eftoupez pour les mettre fur le mal, & les remoüillez quand ferōt feiches : & en continuant cela trois ou quatre fois le iour guerirez voftre befte.

69 Fendez la queuë au bout vers les feffes iufques au quatriefme
                                nœud

nœud, & tirez dehors auec vn fer l'os
nommé Bariuole , puis empliſſez la
fente du ſel , & d'vn fer chaud trempé en faumeure, & bruſlez en
diuers lieux ladite

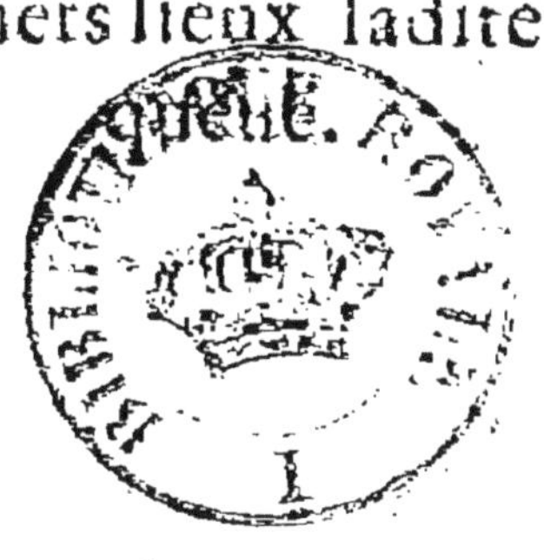

S'EN

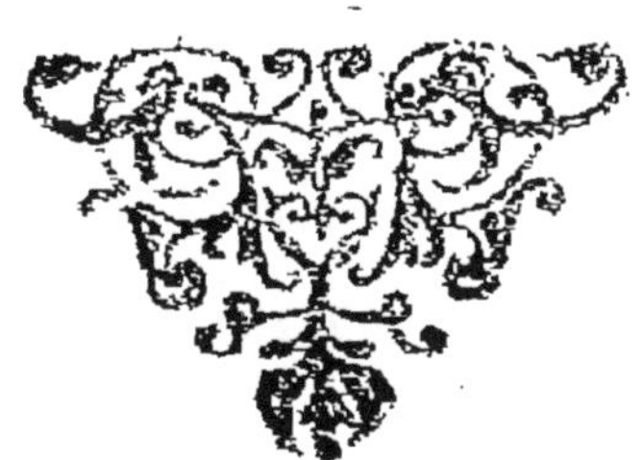

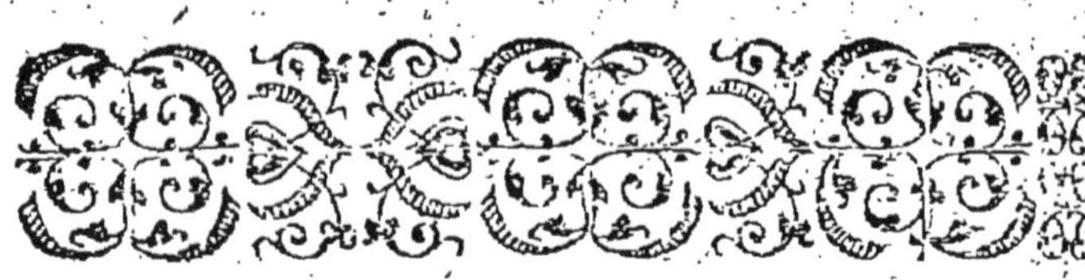

TABLE.

Pour

TABLE.

Fin de la Table de ce present liure.